TRAITÉ

D'OSTÉOLOGIE,

TŎME III.

TRAITÉ D'OSTEOLOGIE,

Par M. BERTIN,

Docteur-Régent de la Faculté de Médecine en l'Université de Paris, de l'Académie Royale des Sciences, ci-devant premier Médecin du Prince des Valaquies & de Moldavie, ancien Professeur de Chirurgie, & premier Médecin d'une des Armées du Roi.

SUIVI

De trois Mémoires de M. HÉRISSANT, D. M. P. sur différens points d'Ostéologie.

TOME TROISIÈME.

Du Fonds de P. Fr. DIDOT le jeune,

A PARIS,

Chez MÉQUIGNON l'aîné, Libraire, rue des Cordeliers, près des Ecoles de Chirurgie.

=========================

M. DCC. LXXXIII.

DE
L'OSTEOLOGIE
EN PARTICULIER.
SECONDE PARTIE.

CHAPITRE PREMIER.

Des Vertèbres en général.

LES vertèbres font vingt-quatre os, placés comme par étage les uns fur les autres; cette partie du corps, connue fous le nom d'épine, eft l'affemblage de ces vingt-quatre pièces offeufes. Si l'on examine les vertèbres par devant, elles reffemblent à de petits cylindres dont on auroit coupé & un peu creufé les parties poftérieures.

L'épine, ou toute la fuite des vertèbres, ou la colonne des vertèbres, eft fituée

Partie III.   A

à la partie postérieure du tronc ; elle est unie supérieurement au crâne, & inférieurement à l'os sacrum. Les vertèbres ne sont pas placées dans un ligne tout-à-fait droite de devant en arrière ; mais la ligne suivant laquelle elles sont placées, si on l'examine d'un côté à l'autre, est droite. De-là il résulte que l'épine forme des concavités & des convexités en devant & en arrière seulement ; dans la poitrine, elle est concave antérieurement ; au col & aux lombes, elle est convexe antérieurement, & un peu concave postérieurement.

L'épine parcourt différentes régions du tronc, telles que le col, le thorax & les lombes. Sur cette vérité est fondée la distinction des vertèbres en vertèbres du col, en celles du dos, & en vertèbres des lombes. Il y a sept vertèbres du col, douze au dos, & cinq aux lombes.

Il faut observer dans les vertèbres en général, leur partie antérieure, qui, étant la plus considérable, est appellée le corps ; & leur partie postérieure, qui n'est, pour ainsi dire, qu'un assemblage d'éminences & d'enfoncemens. Le corps de chaque vertèbre, en général, est cette partie qui, vue par devant, représente une portion d'un cylindre coupé par derrière.

On distingue quatre faces dans le corps

des vertèbres; une antérieure, une postérieure, une supérieure & une inférieure. La face antérieure est convexe, vue d'un côté à l'autre côté; & un peu concave, examinée de haut en bas.

La face supérieure se rencontre avec l'antérieure par un bord plus que demi-circulaire, & un peu élevé en forme de lèvre. Une semblable lèvre s'observe à l'union de la face antérieure avec la face inférieure; ce bord est plus ou moins saillant, suivant la diversité des vertèbres, suivant celle de l'âge & celle des sujets.

La face supérieure & la face inférieure sont un peu concaves, & recouvertes dans le frais d'une substance en partie cartilagineuse, & en partie ligamenteuse, qui sert tout-à-la-fois à affermir & à rendre souple l'articulation d'une vertèbre avec sa voisine.

Aux vertèbres du col, la face inférieure du corps de chaque vertèbre est plutôt convexe que concave, sur-tout si on l'examine par devant.

La face postérieure est un peu creusée, pour contribuer à la formation d'un grand canal qui parcourt toute la longueur de l'épine, dans lequel la moëlle de l'épine est non-seulement contenue, mais aussi est mise à l'abri de toute insulte: ce canal est appellé le canal de l'épine; il est

formé principalement par la bafe commune des apophyfes , & par l'union de
cette bafe avec le corps de la vertèbre.

Ce canal eft grand, triangulaire, un
peu applati de devant en arrière, & de
différentes grandeurs dans les trois différentes régions de l'épine ; il fe prolonge
même le long de l'os facrum ; il y devient infenfiblement plus petit, à mefure
qu'il parcourt la longueur de cet os ; il eft
tapiffé en dedans d'une fubftance ligamenteufe , qui a le double ufage d'affermir
l'union des vertèbres & de protéger dans
fon cours la moëlle de l'épine.

Vers le milieu de la face poftérieure
de chaque corps des vertèbres en général,
l'on obferve deux ouvertures (quelquefois
il n'y en a qu'une grande) oblongues ,
partagées par une cloifon offeufe : quelquefois cette cloifon n'eft que ligamenteufe. Ces ouvertures donnent paffage à
deux artères & à deux veines, qui , étant
entrées dans le canal de l'épine , fe plongent dans la fubftance du corps de chaque
vertèbre.

Quelquefois ces fentes ou ouvertures
ont la forme de deux trous réguliers : ces
ouvertures font peu connues. Dans les vertèbres en général , l'on compte fept éminences ou apophyfes, & quatre finuofités
ou demi-ouvertures , qui, par la jonction

d'une vertèbre avec ses voisines, forment des ouvertures complettes pour le passage des nerfs & des vaisseaux.

Parmi les apophyses des vertèbres, quatre sont articulaires ou obliques, deux transverses; la septième est appellée apophyse épineuse. Les quatre apophyses articulaires tirent leur dénomination de leur usage, parce qu'elles servent en effet à unir une vertèbre avec ses deux voisines : le nom d'apophyses obliques leur vient de leur direction. Les deux apophyses transverses tirent aussi leur dénomination de leur direction. La septième est appellée apophyse épineuse, parce qu'elle se termine, dans la plupart des vertèbres, par une ou deux pointes : cette dénomination convient peu aux vertèbres lombaires, mais elle est reçue.

Toutes ces apophyses, dans les trois différentes régions de l'épine, présentent quelques différences dans leur figure, dans leur grandeur & dans leur direction. Celles des vertèbres du dos sont grandes ; celles des vertèbres lombaires le sont encore plus ; celles des vertèbres du dos sont les plus petites, ainsi que je le ferai connoître dans la suite, par l'exposition des caractères particuliers des vertèbres du col, du dos & des lombes. Elles naissent toutes de la partie postérieure du corps des vertèbres par

un double pédicule commun ; ce pédicule
est creusé en dessus & en dessous. De-là
résultent les quatre sinuosités que j'ai indi-
quées ci-dessus, & qui servent au passage
des nerfs, des artères & des veines, qui se
distribuent dans le canal & dans la moëlle
de l'épine.

Les apophyses obliques sont, de toutes
les apophyses, les moins éloignées du
corps de chaque vertèbre. Les apophyses
transverses sortent latéralement du pédicule commun des apophyses, & prennent
une direction approchante de la transverse:
en général, ces apophyses ont une mé-
diocre épaisseur, & sont différentes dans
les trois différentes régions de l'épine. Au
dos elles sont longues, arrondies, & se terminent par une petite tête marquée d'une
empreinte articulaire. Dans les lombes
elles ont moins d'épaisseur; elles se terminent par un tranchant applati de devant
en arrière. Les apophyses épineuses sont
pointues au dos, bifurquées au col ; aux
lombes elles se terminent par un tranchant
émoussé par la pointe, & applati d'un côté
à l'autre. La surface des apophyses en général, est couverte de petites inégalités,
qui donnent attache aux ligamens & aux
muscles.

Pour acquérir une plus exacte connoissance des vertèbres, il faut, ainsi que je

l'ai dit ci-deſſus, les diſtinguer en trois claſſes. La premièe renfermera les vertèbres du col ; la ſeconde, celles du dos ; la troiſième, celles des lombes. L'utilité de cette diſtinction eſt fondée ſur bien des différences qu'il eſt aiſé d'appercevoir dans les vertèbres du col, de celles du dos ; dans les vertèbres du dos, de celles du col & des lombes ; dans les vertèbres des lombes, de celles du dos & du col. Nous porterons même nos recherches ſur les différences particulières qui diſtinguent chaque vertèbre des autres vertèbres de la même claſſe.

Nous parlerons donc d'abord des vertèbres du col, & nous expoſerons les différences qui les diſtinguent des vertèbres du dos & des lombes : nous ferons voir en même temps ce qu'elles ont de commun entr'elles. Nous examinerons enſuite les vertèbres du dos ; nous expoſerons les caractères de reſſemblance communs à toutes les vertèbres de cette ſeconde claſſe, & ceux qui les différencient des vertèbres du col & des lombes. Nous deſcendrons à l'examen des vertèbres lombaires ; nous verrons ce qu'elles ont de commun entre elles, & en quoi elles différent des vertèbres des deux claſſes précédentes.

❧

A iv

CHAPITRE II.

De la première classe des Vertèbres, ou des Vertèbres du col.

IL y a sept vertèbres au col; on les distingue des autres vertèbres de l'épine; premièrement, parce qu'en général elles sont plus petites : de plus, la face supérieure de leur corps est concave; cette concavité est formée par deux espèces d'éminences qui s'élèvent latéralement du sommet de chaque vertèbre. La face inférieure du corps de chaque vertèbre fait une saillie assez considérable; cette structure affermit l'union des vertèbres du col, qui, n'étant pas unies les unes avec les autres par une aussi grande surface que celles qui fait l'union des autres vertèbres, auroient pu être facilement déplacées.

Les apophyses transverses des vertèbres du col sont courtes, & creusées en dessus par une crénelure; elles sont percées à leur racine d'un trou qui donne passage à l'artère vertébrale; elles sont un peu convexes par dessous.

Les apophyses épineuses sont bifurquées, courtes & presque perpendiculaires à l'épine : elles font prefque triangulaires depuis leur naiffance jufqu'à l'endroit de leur bifurcation.

Les apophyfes obliques ou articulaires fupérieures, font courtes ; leur face articulaire eft tournée en arrière. Les apophyfes obliques inférieures regardent obliquement en devant & en bas, par leurs facettes articulaires. Le grand trou pour loger la moëlle de l'épine, eft, proportionnellement au volume de chaque vertèbre du col, plus grand que dans les vertèbres des autres claffes. Les finuofités inférieures, pour le paffage des nerfs & des vaiffeaux qui fe diftribuent dans le canal de l'épine, font plus grandes que les fupérieures. Ces caractères bien connus, il fera aifé de diftinguer une vertèbre du col de toute autre vertèbre.

Plufieurs trouffeaux ligamenteux fortifient l'articulation de la tête avec la première vertèbre.

Premièrement, à tout le contour de chaque éminence condyloïde, & à tout le contour de chaque maffe latérale de la première vertèbre, eft attachée une capfule membraneufe ; & cette capfule eft fortifiée de plufieurs fibres ligamenteufes, attachées aux contours des éminences dont je viens de parler.

Secondement, à toute la portion annulaire antérieure de la première vertèbre, est attachée une membrane ligamenteuse très-courte ; & cette membrane est implantée au bord de la partie antérieure du trou déchiré, entre les condyles de l'occiput.

Troisièmement, un ligament particulier est attaché, par une de ses extrémités, à la petite tubérosité de la portion annulaire antérieure de la première vertèbre, & s'insère à l'apophyse cunéiforme derrière, & entre les attaches des petits droits antérieurs.

Quatrièmement, une membrane ligamenteuse est attachée d'une part au bord supérieur de la portion annulaire postérieure de la première vertèbre, & d'autre part, au contour postérieur du trou occipital.

Cinquièmement, du bord antérieur du trou occipital, descend un prolongement ligamenteux très-fort, qui descend dans la cavité de la première vertèbre, & se répand sur la face interne du corps de la seconde, de la troisième & de la quatrième vertèbre. Ce prolongement ligamenteux forme une couche qui tapisse presque toute la cavité du canal de l'épine, depuis l'occiput jusqu'aux dernières vertèbres. La membrane ligamenteuse, que j'ai dit s'attacher à la portion annulaire poſtérieure de la première vertèbre, vient ſe joindre à ce prolongement, & ſe continue avec lui pour former une gaîne qui affermit l'union de toutes les vertèbres.

CHAPITRE III.

Des Vertèbres de la ſeconde claſſe, ou des Vertèbres du dos.

IL y a douze vertèbres au dos; outre tous les caractères de reſſemblance que ces vertèbres ont avec toutes les vertèbres en général, elles en ont par leſquelles elles ſe reſſemblent toutes : elles ont auſſi des différences qui les diſtinguent des vertèbres du col & de celles des lombes.

Les vertèbres du dos ſont plus grandes, en général, que celles du col, & plus petites que celles des lombes; leur grandeur augmente par degrés, depuis la ſupérieure juſqu'à l'inférieure. Les ſupérieures ont quelques rapports avec les vertèbres du col; les inférieures en ont quelques-uns avec les vertèbres lombaires.

Le corps de chaque vertèbre dorſale porte de chaque côté, en haut & en bas, une demi-empreinte articulaire, dans laquelle eſt reçue la moitié de la tête de chaque côté. Ainsi il y a, sur le corps de chaque vertèbre, quatre empreintes articulaires, deux supérieures & deux inférieures ; les inférieures sont plus grandes que les supérieures, parce que chaque empreinte articulaire inférieure reçoit un peu plus de la moitié de la tête de chaque côté. Les deux demi-empreintes inférieures d'une vertèbre, jointes aux deux demi-empreintes supérieures d'une autre vertèbre, forment deux cavités complettes, dans chacune desquelles est articulée la tête entière de chaque côté. Les corps des vertèbres du dos paroissent un peu écrasés sur les côtés : c'est ce qui fait que le devant de chaque vertèbre présente une convexité saillante.

Les apophyses transverses des vertèbres du dos sont longues & un peu rejettées en arrière ; elles se terminent par une petite tête, sur laquelle on remarque une empreinte articulaire : à cette empreinte s'articule la tubérosité de chaque côte. Du reste, toute la surface de l'extrémité de l'apophyse est inégale, pour donner attache aux tendons des muscles & aux ligamens articulaires : elles ne sont point percées à leur base comme les vertèbres du col.

Les apophyses épineuses sont longues, pointues, couchées obliquement, sui-

vant la longueur de l'épine du dos, &
inclinées les unes fur les autres. Les apophyses obliques ou articulaires font tellement difposées, que les faces articulaires
des fupérieures regardent directement en
arrière, & que celles des inférieures font
tournées en devant. Les finuofités, que
nous avons dit fervir au paffage des nerfs,
diffèrent de celles du col, en ce que les
inférieures font plus grandes que les fupérieures : tels font les caractères qui différencient les vertèbres du dos de celles du
col & des lombes.

CHAPITRE IV.

Des Vertèbres Lombaires en général.

IL y a cinq vertèbres lombaires. Elles
font plus grandes qu'aucune des vertèbres
des claffes précédentes ; ce feul caractère
suffiroit prefque pour les diftinguer. Elles
forment, par leur union, une légère convexité en devant, parce que le corps de
chaque vertèbre eft un peu plus long en
devant qu'en arrière. La face fupérieure,
& la face inférieure du corps de chaque
vertèbre eft grande, & recouverte d'une
couche de fubftance, en partie ligamen-

teuse, en partie cartilagineuse, plus épaisse
que dans les vertèbres du dos & du col.
Le corps est environné, en haut & en
bas, d'un bord circulaire plus saillant que
dans les vertèbres des autres classes. Le
trou destiné à loger la moëlle, est plus
grand dans les vertèbres lombaires, & sur-
tout dans les supérieures, que dans les vertèbres du dos & du col. Les sinuosités
destinées au passage des nerfs lombaires
& des vaisseaux du canal de l'épine, sont
plus grandes que celles des vertèbres du
dos & du col.

Les apophyses épineuses sont larges &
applaties d'un côté à l'autre, tranchantes
de bas en haut, terminées par une extrémité obtuse & raboteuse; le tranchant inférieure de l'apophyse épineuse, de chaque côté, est accompagné de deux cavités.

Les apophyses transverses sont longues,
applaties de devant en arrière, tranchantes
de haut en bas, moins larges que les apophyses épineuses; elles n'ont pas d'empreintes articulaires comme aux vertèbres
du dos; elles ne sont point percées à leur
base comme aux vertèbres du col.

Les apophyses obliques supérieures sont
plus grandes, plus écartées les unes des
autres que les apophyses obliques inférieures; leurs facettes articulaires se regardent,

ou font tournées l'une vers l'autre , & font un peu concaves.

Les apophyfes obliques inférieures font peu diftantes l'une de l'autre , & font reçues & comme embraffées par les apophyfes obliques fupérieures ; elles font fortes, épaiffes ; leur furface n'eft polie qu'à l'endroit qui touche l'apophyfe oblique de la vertèbre fupérieure ; leurs facettes articulaires regardent en dehors , & font un peu convexes : telles font les différences qui diftinguent les vertèbres lombaires des vertèbres du dos & du col.

Après avoir décrit les caractères par lefquels les vertèbres de chaque claffe fe reffemblent , & par lefquels celles de chaque claffe diffèrent de celles des deux autres claffes , je vais examiner la plupart des vertèbres en particulier , & faire connoître quelques caractères par lefquels on peut les diftinguer des autres vertèbres , même de celles de la claffe à laquelle elles appartiennent. Je commencerai par quelques vertèbres du col; je décrirai enfuite plufieurs vertèbres du dos en particulier , & je finirai par les vertèbres lombaires.

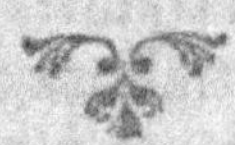

CHAPITRE V.

De quelques Vertèbres du Col en particulier, & premièrement de la première Vertèbre.

CETTE vertèbre ressemble à un anneau osseux; elle est située à la partie supérieure de l'épine; elle n'a point de corps. La substance osseuse, qui, dans les autres vertèbres, est réunie dans une seule masse pour former leur corps, est divisée, dans la première vertèbre, en deux masses ou portions osseuses. C'est par ces masses latérales qu'elle est articulée avec les condyles de l'os occipital, & avec les apophyses articulaires supérieures de la seconde vertèbre. Les deux masses latérales, ou si l'on veut, les deux corps de la première vertèbre, sont plus épais en dehors qu'en dedans, du côté du canal de l'épine; leur surface intérieure présente deux tubercules, auxquels s'attache un ligament qui s'avance transversalement d'un tubercule à l'autre; ce ligament est fortement tendu, & est comme le modérateur des mouvemens de l'apophyse odontoïde; à la racine de chaque tubercule on remarque une petite cavité.

Chaque maffe latérale a deux faces, une fupérieure & une inférieure ; elles font l'une & l'autre articulaires, & par conféquent très-liffes & très-polies. La face fupérieure eft une cavité oblongue, fituée obliquement ; de façon que par fon extrémité antérieure, elle regarde en devant & en dedans, & que fon extrémité poftérieure regarde obliquement en dehors : on les appelle cavités glénoïdales, cavités condyloïdiennes de la première vertèbre. La face inférieure eft plus arrondie ; elle eft un peu oblique, & gliffe fur la facette de l'apophyfe articulaire fupérieure de la feconde vertèbre.

L'on doit encore remarquer, dans la première vertèbre, deux parties confidérables, dont une eft antérieure & l'autre eft poftérieure : l'une fait le devant de l'anneau offeux, l'autre en fait le derrière. La partie antérieure de l'anneau eft plus large & plus épaiffe, mais moins grande & moins longue que la poftérieure. On la peut divifer en deux faces, une antérieure & l'autre poftérieure ; elle porte au milieu de fa face antérieure une petite tubérofité ; au milieu de fa face intérieure l'on apperçoit une impreffion articulaire, liffe & polie, fur laquelle l'apophyfe odon-

toïde frotte & glisse en tournant, quand
la tête étant fixée par les mains de quelqu'un, nous tournons le tronc sous la tête.
Mais dans les mouvemens les plus ordinaires, c'est la première vertèbre, qui, à
la faveur de cette facette & de son articulation avec la seconde vertèbre du col;
fait un mouvement latéral en deux sens
opposés, autour de la facette antérieure
de l'apophyse odontoïde.

La partie postérieure de l'anneau est de
beaucoup plus grande que l'antérieure; elle
se termine postérieurement par une tubérosité ou éminence, qui répond à l'apophyse épineuse des autres vertèbres. Cette
portion postérieure de l'anneau prend naissance de deux masses latérales; elle est
creusée supérieurement à l'endroit de son
union aux deux masses latérales, par deux
sinuosités qui transmettent, dans la cavité
du crâne, les artères vertebrales.

Dans la première vertèbre, le trou destiné au passage de l'épine est de beaucoup
plus grand que dans les autres vertèbres.
Car, outre que la première contient la partie supérieure de la moëlle de l'épine, elle
renferme de plus l'apophyse odontoïde de
la seconde, & plusieurs ligamens.

Les mouvemens latéraux que nous faisons en tournant la tête à droite & à gauche, sont très-grands, personne ne l'ignore;

ils s'exécutent, & je le répète, à la faveur de l'articulation de la première vertèbre sur la seconde.

Du côté externe de chaque masse latérale de la première vertèbre, naissent deux éminences qui s'avancent transversalement, & qui sont percées à leur base par un trou oblique, pour le passage de l'artère vertébrale : ce sont les apophyses transverses ; elles sont longues, inégales ; elles sont des leviers dont se servent les muscles pour tourner la première vertèbre & la tête, sur la seconde vertèbre.

Pour mettre la première vertèbre dans sa situation naturelle, la petite portion annulaire doit être placée antérieurement ; & les deux facettes oblongues, que l'on appelle assez ordinairement cavités condyloïdes, doivent être placées supérieurement dans un même plan horizontal.

La première vertèbre a beaucoup d'usages ; elle contient la partie supérieure de la moëlle de l'épine ; elle facilite, par un artifice admirable, les mouvemens de la tête sur la seconde vertèbre ; elle fait ses mouvemens latéraux autour d'une ligne qui répond à l'axe du grand trou dont elle est percée, & ses masses latérales décrivent un mouvement local ; de sorte que si nous tournons la tête à gauche, la masse latérale du côté gauche passe, en glissant de devant en arrière, sur l'apophyse oblique gauche de la seconde vertèbre, & en même temps la masse latérale droite glisse, de derrière en devant, sur l'apophyse oblique droite de la seconde vertèbre. Son articulation avec les condyles de l'occiput, exclut presque tout mouvement de la tête sur elle.

Elle donne attache à plusieurs ligamens ; son ligament transversal fixe des bornes à ses mouvemens, & empêche que l'apophyse odontoïde ne comprime la moëlle de l'épine. Elle a un petit mouvement de flexion & d'extension sur la seconde vertèbre.

Elle donne insertion aux muscles *petits droits postérieurs* de la tête, par la petite tubérosité que nous avons remarquée au milieu de la partie postérieure de l'anneau. Elle donne attache aux petits droits latéraux par ses apophyses transverses : par ces mêmes apophyses elle donne insertion aux petits obliques & aux grands obliques de la tête, aux tendons supérieurs des releveurs propres de l'omoplate, aux petits & aux grands complexus ; elle transmet dans la cavité du crâne les artères vertébrales par les deux sinuosités de la portion annulaire postérieure, & par les trous des apophyses transverses. Elle sert aussi au passage de la dixième paire de

nerfs du cerveau, par ces mêmes sinuosités. Le rétréciffement de la portion annulaire poftérieure favorife la fortie de la
première paire cervicale.

La première vertèbre n'exécute pas feulement les mouvemens latéraux de la tête
fur l'épine, elle facilite auffi les mouvemens de flexion & d'extenfion. Ces mouvemens font deux, un commun & un
propre. Le mouvement commun de flexion de la tête, eft celui par lequel la
tête, avec la première vertèbre, eft tirée
en devant. Le mouvement propre de flexion, eft celui par lequel la tête feule eft
fléchie fur la première vertèbre; mais ce
mouvement eft peu fenfible. Il en eft de
même de l'extenfion. L'extenfion commune de la tête eft ce mouvement par
lequel la tête, avec la première vertèbre,
eft étendue. L'extenfion propre eft ce mouvement par lequel la tête feule eft étendue
fur la première vertèbre, fans que cette
vertèbre remue. Or, le peu de groffeur
de la portion annulaire poftérieure favorife beaucoup ces différens mouvemens.

Par le détail dans lequel je viens d'entrer fur la ftructure de la première vertèbre, il eft aifé de connoître, fi on fe
rappelle ce que j'ai dit des vertèbres en
général, & de celles du col en particulier,
que la première vertèbre diffère beaucoup

de toutes les autres ; & l'on peut facilement la diftinguer.

CHAPITRE VI.

De la feconde Vertèbre du col.

CETTE vertèbre diffère moins des autres
vertèbres du col, que la première que nous
venons d'examiner. Voyons en quoi elle
leur reffemble, & en quoi elle en diffère.

La feconde vertèbre a un corps placé
antérieurement comme toutes les autres
vertèbres ; mais il eft antérieurement
comme partagé par une éminence longi-
tudinale. Du fommet de ce corps s'élève
une éminence ronde, oblongue, de la
hauteur d'un doigt, terminée fupérieurement par une petite tête fur laquelle font
gravées trois empreintes ligamenteufes
pour l'attache de deux ligamens qui s'in-
fèrent au contour de la tête de l'apophyfe,
& d'un troifième qui s'infère à fon fommet. Cette petite tête eft foutenue fur
une efpèce de col que l'on diftingue par
une furface liffe & polie. En devant, le
col de l'apophyfe eft liffe & poli, par le

frottement de la première vertèbre ; il est poli en arrière par le frottement du ligament transversal, sur la face postérieure de l'apophyse : on l'appelle apophyse odontoïde, par sa ressemblance à quelques dents.

Au lieu des apophyses obliques supérieures, telles qu'on les observe dans les autres vertèbres, l'on apperçoit, sur chaque côté de la partie supérieure du corps de la seconde vertèbre, deux faces articulaires très-lisses & très-polies, placées sur un plan presque horziontal, arrondies, d'une étendue considérable, un peu convexes, sur lesquelles sont appuyées les deux masses latérales, ou les deux corps de la première vertèbre.

La seconde vertèbre a une apophyse épineuse, ainsi que toutes les vertèbres en général ; mais elle est plus longue & plus grosse que les apophyses épineuses des autres vertèbres du col. Elle est triangulaire ; elle est quelquefois bifurquée, quelquefois aussi elle ne l'est point.

Les apophyses transverses sont plus petites que celles des autres vertèbres du col ; elles sont, ainsi qu'elles, percées d'un trou à leur base ; mais ce trou est assez ordinairement oblique, & ressemble à un canal : il laisse passer l'artère vertébrale. Les apophyses obliques inférieures n'offrent presque rien qui les distingue des apo-

physes obliques inférieures des autres vertèbres.

La seconde vertèbre a bien des usages ;
car, outre qu'elle sert à contenir & à
mettre l'épine à l'abri de toute insulte ,
elle est comme le pivot sur lequel s'exécutent les mouvemens de la tête. Il suffit,
pour s'en convaincre , de considérer la
structure des éminences lisses & polies sur
lesquelles sont appuyées les masses latérales
de la première vertèbre. Mais la structure,
la situation de la seconde vertèbre, ses ligamens qui s'unissent au crâne, celui qui
modère ses mouvemens, nous font connoître avec quelle admirable industrie la
nature dispose les organes des mouvemens
de la tête , sans que la moëlle de l'épine ,
qui est renfermée au centre de ces différens mouvemens , puisse être comprimée.

La seconde vertèbre laisse passer , ainsi
que les autres vertèbres du col , les artères
vertébrales à travers les trous que nous
avons dit être creusés dans les bases de
ses apophyses transverses ; ainsi que les
autres vertèbres , elle laisse sortir les nerfs
de la moëlle de l'épine : elle donne attache aux ligamens articulaires qui l'unissent
aux vertèbres voisines , & à ceux qui la
lient à l'occiput , à la gaîne ligamenteuse
qui tapisse le canal de l'épine. Elle donne
naissance à plusieurs muscles , savoir : au
demi-

demi-épineux du col, par son apophyse épineuse ; aux grands complexus & aux petits complexus, aux releveurs de l'omo-plate, aux scalènes, aux grands transver-saires du col & aux inter-transversaires, par les apophyses transverses, & aux très-longs du col, par l'éminence longitudi-nale que nous avons observée à la partie antérieure de son corps.

La troisième, la quatrième, la cin-quième & la sixième, gardent les carac-tères généraux que nous avons assignés aux vertèbres du col en général. En effet, elles ne diffèrent ordinairement entr'elles qu'à raison de leur grandeur, qui est plus considérable dans les dernières que dans les premières.

La sixième se distingue assez souvent, en ce que son apophyse épineuse n'est quel-quefois pas bifurquée, mais se termine en pointe comme les apophyses épineuses des vertèbres du dos ; & en ce que, par sa grandeur & sa figure, elle commence à ressembler aux vertèbres du dos. Ceci est constamment vrai dans les sujets qui n'ont que six vertèbres au col.

Les apophyses transverses de la sixième commencent à se jetter en arrière, comme celles des vertèbres du dos ; souvent aussi les trous de ces mêmes apophyses sont plus petits que ceux des autres vertèbres. Quand

les trous des apophyses transverses sont
petits, les artères vertébrales n'y passent
point; ce sont des rameaux des cervicales
qui entrent dans ces trous, & des rameaux
nerveux du ganglion cervical inférieur.
Mais l'on trouve bien des sujets où l'on
n'observe point les différences dont je
viens de parler; & alors il est très-difficile de distinguer la sixième vertèbre des
autres vertèbres du col, quand on l'examine seule; car il n'est pas difficile de la
reconnoître quand on la compare aux autres vertèbres du col pour lui trouver sa
place.

La septième ou dernière vertèbre du
col, ressemble beaucoup aux vertèbres du
dos; son apophyse épineuse n'est point
bifurquée; elle est plus longue que celle
des autres vertèbres du col; son corps est
plus gros. Les éminences que j'ai dit être
placées sur chaque côté du sommet du
corps de chaque vertèbre du col, sont
beaucoup moins sensibles dans cette vertèbre que dans les autres vertèbres du col;
& par conséquent la face supérieure de
son corps est moins concave que celle des
vertèbres du col.

La face inférieure du corps ne forme
point ce tubercule en forme de lèvre,
que forment les autres vertèbres du col;
mais elle est droite ou presque droite,

comme aux vertèbres du dos. Ses apophyses transverses sont plus longues que celles des autres vertèbres du col, & plus rejettées en arrière, & ressemblent un peu aux apophyses transverses des vertèbres du dos. Souvent elles ne sont point percées à leur base; quand elles le sont, leurs trous sont quelquefois oblongs, & ressemblent à des fentes; souvent ces trous sont petits; très-souvent les artères vertébrales ne pénetrent point dans ces trous; ils sont en partie remplis par une substance nerveuse & gangliforme, qui est une continuation du ganglion cervical inférieur de l'intercostal. Quelquefois la substance gangliforme ne remonte pas jusqu'au trou; mais constamment elle envoie plusieurs filets de nerfs qui s'y insinuent: ils laissent aussi passer quelques ramifications artérielles & veineuses.

Ses apophyses articulaires sont moins obliques que celles des autres vertèbres du col. De chaque côté, sur le bord inférieur du corps de cette vertèbre, on apperçoit assez souvent une petite facette polie, qui reçoit une petite partie de la tête de la première côte; ce seul caractère, s'il étoit constant, suffiroit pour distinguer la dernière vertèbre du col, des autres vertèbres de cette première classe; mais nous en avons fait connoître en assez grand nombre pour n'y être pas trompé.

Les vertèbres du col soutiennent la tête ; c'est sur elles, & par elles en partie, qu'elle exécute ses mouvemens ; elles les rendent plus étendus, parce qu'elles ont un petit mouvement presque insensible les unes sur les autres, à la faveur de leurs apophyses obliques, qui glissent un peu dans les différentes inflexions du col. Elles renferment la moëlle, les origines & les ganglions des nerfs cervicaux, les enveloppes de la moëlle, ses artères & ses veines. Elles sont l'appui & l'attache fixe des parties molles de la gorge & du col ; elles donnent attache à différens muscles, tels que les trapèzes, les splenius, les grands & les petits complexus, les demi-épineux, les grands & les petits transversaires, les inter-transversaires, les entre-épineux, les scalènes, les releveurs de l'omoplate, les longs du col, les grands droits postérieurs de la tête, les petits droits postérieurs de la tête, les grands obliques & les petits obliques de la tête ; aux petits droits latéraux de la tête, aux grands droits antérieurs & aux petits droits antérieurs de la tête, aux muscles épineux du col, aux demi-épineux du dos, aux petits rhomboïdes, aux dentelés postérieurs & supérieurs.

Pour que ceux qui liront cet ouvrage puissent passer avec plus de succès de

l'étude des os à celle des muſcles, je vais
déterminer l'attache des muſcles aux différentes parties que nous avons examinées
ſur chaque vertèbre. Je ne me flatte pas
que dans la diſſection on trouve toutes
les attaches des muſcles telles que je vais
les donner : il y a des variétés dans les
muſcles, je n'ai garde d'entrer dans leur
détail.

Les vertèbres du col donnent attache
aux trapèzes par les apophyſes épineuſes
des trois à quatre vertèbres inférieures ;
aux ſplenius de la tête, par les apophyſes
épineuſes des trois dernières vertèbres ;
aux grands complexus, par toutes les apophyses tranſverſes ; aux petits complexus,
par les apophyſes tranſverſes ; aux demi-
épineux du col, par toutes les apophyſes
épineuſes & par toutes les apophyſes obliques des vertèbres : il en faut excepter la
première. Aux grands tranſverſaires, par
toutes les apophyſes tranſverſes; aux petits
tranſverſaires, par les apophyſes tranſverſes des vertèbres inférieures ; aux inter-
tranſverſaires, par toutes les apophyſes
tranſverſes; aux entre-épineux, par toutes
les apophyſes épineuſes; aux ſcalènes, par
les apophyſes tranſverſes de toutes les vertèbres ; aux releveurs de l'omoplate, par
les apophyſes tranſverſes des quatre vertèbres ſupérieures ; aux longs du col, par

les corps de toutes les vertèbres du col;
aux grands droits postérieurs de la tête,
par l'apophyse épineuse de la seconde vertèbre ; aux petits droits postérieurs de la
tête, par la tubérosité de la partie postérieure de la première vertèbre ; aux épineux du col, par les apophyses épineuses
de deux, & quelquefois trois vertèbres ;
aux petits épineux ou entre-épineux, par
toutes les apophyses épineuses ; aux demi-
épineux du dos, par les apophyses épineuses des trois à quatre vertèbres inférieures ; aux petits rhomboïdes, par les
apophyses épineuses des deux ou trois vertèbres inférieures; aux petits dentelés postérieurs & supérieurs, par les apophyses
épineuses des trois vertèbres inférieures.

Après avoir exposé la structure & les
usages des vertèbres du col, nous allons
passer à l'examen particulier de plusieurs
vertèbres du dos.

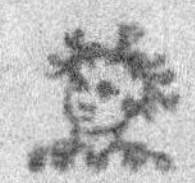

CHAPITRE VII.

De plusieurs Vertèbres du dos en particulier.

NOUS avons ci-dessus exposé les caractères distinctifs qui différencient les vertèbres du dos de celles des deux autres classes, nous avons de même parcouru ceux par lesquels elles se ressemblent assez pour former une classe distinguée des deux autres ; il nous reste à faire connoître quelques différences qui se remarquent dans plusieurs des vertèbres du dos.

Ces différences sont si marquées, que l'on peut assez aisément distinguer, sans avoir en main toute la suite des vertèbres, laquelle est la première, la dixième, la onzième & la dernière. Pour ce qui regarde les autres vertèbres de cette classe, elles se ressemblent tellement, que quand on n'a pas en main toute la suite de la colonne des vertèbres, il est presque impossible, sans courir grand risque de se tromper, d'assurer quelle est la troisième, la quatrième, la cinquième, &c. Cependant voici quelques observations qui aident à les faire distinguer.

Les apophyses épineuses des vertèbres supérieures sont bien moins inclinées sur l'épine, que celles des vertèbres moyennes, & elles sont un peu moins aiguës. Dans les premières vertèbres cette différence est très-sensible ; les dernières ou les inférieures reprennent un peu la direction des premières : les plus inclinées & les plus aiguës sont celles du milieu. Les dernières commencent par degrés à perdre les caractères propres aux vertèbres du dos ; elles en empruntent quelques-uns de celles des lombes : de sorte qu'elles ont une structure presque moyenne entre celles des vertèbres du dos & celles des vertèbres des lombes.

CHAPITRE VIII.

De la première Vertèbre du dos.

IL ne sera pas inutile de se rappeler ce que j'ai dit ci-dessus de la structure des vertèbres du dos en général. Nous avons observé qu'il se trouvoit constamment à la partie supérieure & latérale du corps de chaque vertèbre, deux demi-facettes ou demi-cavités articulaires ; qu'il s'en trouvoit encore deux à la partie inférieure du

corps ; que chacune de ces demi-facettes
recevoit la moitié de la tête de chaque
côté ; que chaque demi-facette inférieure
d'une vertèbre s'unissant à chaque demi-
facette supérieure d'une autre vertèbre ,
formoit une facette ou cavité articulaire
toute entière : & que dans cette cavité
entière , formée par la réunion de deux
demi-facettes , étoit reçue la tête de chaque côté.

La structure de la première vertèbre du
dos diffère des autres vertèbres, en ce que ,
au lieu de trouver, à la partie supérieure
de son corps, deux demi-facettes , une de
chaque côté , on trouve deux facettes entières & complettes , dont chacune reçoit
la tête toute entière de la première côte.

Mais cette structure n'est pas bien constante ; car il arrive assez souvent que le
bord supérieur de la tête de la première
côte est un peu appuyé sur le bord inférieur du corps de la dernière vertèbre du
col : c'est ce qui fait que sur le bord inférieur du corps de cette vertèbre , on remarque les facettes polies que nous avons
décrites en parlant de la dernière vertèbre
du col. Ces variétés sont réelles ; mais
toutes les fois qu'on remarque une facette
entière sur le bord supérieur de chaque
côté du corps d'une des vertèbres du dos ,
on en peut conclure que cette vertèbre est

la première de celles du dos. Mais toutes
les fois que la tête de la première côte est
reçue, & sur le bord inférieur du corps
de la dernière vertèbre du col, & sur le
bord supérieur du corps de la première
vertèbre du dos, il est difficile de distinguer la première de la seconde, & même
de la troisième. Voici cependant une remarque qui aidera à la reconnoître.

Celle de toutes les vertèbres du dos
dont les facettes articulaires supérieures seront les plus petites, sera la première vertèbre du dos. Du reste, la première vertèbre du dos diffère si peu des autres, qu'il
seroit inutile de s'arrêter à en décrire quelques différences : elles se réduisent à celles
que nous avons remarquées ci-dessus.

L'on ne peut distinguer les vertèbres
moyennes les unes des autres, qu'en les
mettant à leur place, & en les comparant
les unes avec les autres. Il n'en est pas de
même de la dixième; elle n'a point de
demi-facettes articulaires à la partie inférieure de son corps; mais elle a deux facettes articulaires entières, placées de chaque côté sur le milieu de son corps. Outre
ces deux facettes entières destinées à recevoir les dixièmes côtes, elle a deux
demi-facettes articulaires, placées à la
partie supérieure de son corps, pour recevoir les moitiés inférieures des têtes des

neuvièmes côtes. Les deux autres moitiés de ces têtes ſont reçues ſur les deux demi-facettes articulaires inférieures du corps de la neuvième vertèbre.

La onzième vertèbre ſe diſtingue facilement de toutes les autres, en ce qu'elle n'a que deux facettes articulaires, placées vers le milieu de chaque côté de ſon corps. Cette vertèbre ne reçoit que deux côtes, une de chaque côté ; au lieu que toutes les autres vertèbres ſont conſtamment articulées avec quatre côtes. Elle reſſemble à la dixième par ſes deux facettes articulaires qui ſont complettes ; mais elle en diffère, en ce qu'elle n'a point de demi-facettes placées à la partie ſupérieure de ſon corps.

Les apophyſes tranſverſes de la onzième vertèbre ſont plus petites que les apophyſes tranſverſes des autres vertèbres du dos. Quelquefois même ces apophyſes n'ont point d'empreintes articulaires à leur extrémité ; ſon apophyſe épineuſe eſt auſſi plus courte, & plus émouſſée que les apophyſes épineuſes des autres vertèbres ; ſes apophyſes obliques inférieures ſont plus groſſes que celles des autres vertèbres du dos : elles ont leurs facettes articulaires tournées un peu en dehors ; au lieu que celles des apophyſes obliques inférieures des autres vertèbres ſont tournées en dedans & en devant ; son corps a plus de volume & d'épaisseur que celui des autres vertèbres du dos : en un mot , elle commence à prendre les caractères des vertèbres lombaires.

La douzième ressemble beaucoup à celle que nous venons de décrire ; elle n'a que peu des caractères des vertèbres dorsales ; elle en a beaucoup des vertèbres lombaires. Son apophyse épineuse est courte ; il n'y a point d'empreintes articulaires aux extrémités des apophyses transverses : ces apophyses sont courtes & très-peu ressemblantes aux apophyses transverses des vertèbres du dos : elle n'a , de chaque côté de son corps , qu'une seule empreinte articulaire. Cette double cavité reçoit les têtes des deux dernières des fausses côtes.

Les apophyses obliques ne diffèrent presque pas des apophyses obliques des vertèbres lombaires ; les deux apophyses obliques inférieures sont exactement semblables aux apophyses obliques inférieures des vertèbres lombaires. Son corps est un peu moins gros que celui des vertèbres lombaires , & un peu plus gros que celui des vertèbres dorsales. Ces caractères suffisent pour la distinguer aisément , non-seulement des vertèbres supérieures du dos , mais même de la dixième & onzième vertèbre de cette classe.

Il faut remarquer que les corps des vertèbres du dos sont un peu plus longs par
derrière que par devant ; c'est de cette
structure que dépend la concavité antérieure que forme l'assemblage des vertèbres du dos. Les vertèbres des lombes,
au contraire, ont le derrière de leur corps
un peu plus court que le devant : c'est ce
qui fait que ces vertèbres, par leur union,
forment en devant une convexité.

Les vertèbres du dos ont beaucoup
d'usages. L'on ne doit pas les regarder
comme de simples pièces osseuses entas-
sées les unes sur les autres pour la formation de l'épine, elles sont le point d'appui
des parties osseuses de la poitrine ; ainsi
elles mettent à l'abri de toute compression
les organes de la vie, & permettent un
libre jeu aux côtes. Celles-ci se remuent
sur les vertèbres du dos comme sur un
axe, à la faveur des demi-empreintes articulaires que nous avons observées aux
corps des vertèbres, & à la faveur des
empreintes articulaires que nous avons remarquées aux apophyses transverses.

Chaque côte est jointe à chaque vertèbre en deux endroits, au corps de la
vertèbre, & à son apophyse transverse.
Cette double attache a son utilité : l'une
& l'autre se prêtent un secours mutuel pour
mieux affermir les côtes dans leur union

aux vertèbres. Elles empêchent que dans les mouvemens de la respiration , & dans les actions différentes qu'exige la condition humaine , soit quand nous poussons fortement notre poitrine contre quelque corps , soit quand nous poussons quelque corps contre notre poitrine , les côtes ne se portent trop en dehors ou en dedans; car les articulations des corps des vertèbres avec les côtes , les empêchent d'être trop rejettées en dehors. Celles des apophyses transverses avec les tubérosités des côtes , les empêchent de se porter trop en dedans , & nous mettent à l'abri des désordres qui auroient suivi la compression & la meurtrissure des organes de la vie , des poumons , du cœur & des gros vaisseaux. Ainsi , par cette structure admirable dans sa simplicité , l'Auteur de la nature a donné aux côtes de la mobilité , & a mis les principaux ressorts de la vie à l'abri des injures & des malheurs auxquels ils auroient été exposés.

Si l'on se rappelle ce que je viens d'avancer sur la double attache des côtes aux vertèbres ; si l'on fait attention aux ligamens qui affermissent leur union, aux attaches des cartilages des côtes au sternum, on se persuadera aisément que la structure des côtes est plus facile que leur luxation. Cette vérité paroîtra encore plus clairement par l'exposition qui me reste à faire de la structure des côtes.

Les vertèbres du dos donnent insertion à plusieurs ligamens articulaires, qui les unissent les unes aux autres si étroitement, qu'elles n'ont les unes sur les autres que très-peu de mouvement, quoiqu'elles supportent de la part des muscles des efforts incroyables. En effet leurs mouvemens sont presque insensibles, sur-tout aux vertèbres du dos.

Les mouvemens en devant & en arrière sont les plus sensibles de tous, encore ne le sont-ils pas beaucoup. Pour s'en convaincre il suffit d'examiner un squelette frais ou récemment dépouillé des muscles, & l'on verra que la flexion de l'épine en devant & en arrière n'est pas aussi considérable qu'on le pense ordinairement. Le mouvement de flexion de l'épine sur l'un & l'autre côté, est encore beaucoup plus petit ; il en est de même des mouvemens de rotation du tronc sur le bassin ; mouvemens que l'on attribue ordinairement à l'épine, quoique dans l'exacte vérité, elle ne soit presque remuée dans ces sortes de mouvemens, que par un mouvement commun. Je dis presque, car il n'est pas possible de refuser à chaque vertèbre un petit mouvement de glissement sur ses apophyses obliques ; d'ailleurs la substance élastique qui unit les vertèbres, peut céder aux efforts des puiſſances qui les tirent en différens ſens; & ce mouvement de chaque vertèbre, quoique inſenſible, ſi on l'examine ſéparément, le devient par la multitude des pièces oſſeuſes qui compoſent l'épine, & qui réuniſſent leurs petits mouvemens particuliers pour en produire un ſeul commun à toute l'épine.

Les vertèbres du dos donnent inſertion à bien des muſcles, ſavoir, aux trapèzes, aux rhomboïdes, aux dentelés poſtérieurs & ſupérieurs, aux grands dorſaux, aux ſplenius du col, aux demi-épineux du dos & du col, aux vertébraux, aux grands tranſverſaires & aux petits tranſverſaires du col, aux grands tranſverſaires du dos, aux dentelés poſtérieurs & inférieurs, aux releveurs de Sténon.

Elles donnent inſertion aux trapèzes par les apophyſes épineuſes des dix vertèbres ſupérieures; aux rhomboïdes, par les apophyſes épineuſes des quatre vertèbres ſupérieures; aux dentelés poſtérieurs & ſupérieurs, par les deux dernières vertèbres du col, & par les deux à trois vertèbres ſupérieures du dos; aux grands dorſaux, par les apophyſes épineuſes des ſix à ſept vertèbres inférieures; aux ſplenius du col, par les apophyſes épineuſes des trois ou quatre vertèbres ſupérieures; aux demi-épineux du dos, par les apophyſes épineuſes des cinq à ſix vertèbres inférieures, & par les apophyses tranfverfes des cinq à fix vertèbres inférieures ; aux petits vertébraux qui font placés fous les demi épineux , par toutes les apophyfes épineufes , & toutes les apophyfes tranfverfes; aux grands & aux petits tranfverfaires du col , par les apophyfes tranfverfes des vertèbres fupérieures. Il eft affez difficile de déterminer le nombre des vertèbres du dos qui donnent naiffance à ces mufcles ; ils font , comme l'on fait , la continuation des facrolombaires , & des des longs dorfaux. Aux grands tranfverfaires du dos, par les apophyfes tranfverfes; il eft difficile d'affurer exactement par combien de vertèbres; aux très-longs du dos, par toutes les apophyfes tranfverfes ; aux dentelés poftérieurs & inférieurs , par les apophyfes épineufes des deux , & quelquefois trois vertèbres inférieures ; aux releveurs de Sténon , par toutes les apophyfes tranfverfes.

CHAPITRE IX.

De quelques Vertèbres lombaires.

Il nous refte peu de chofes à ajouter à ce qui a été dit dans l'article des vertèbres lombaires en général. Il eft affez difficile de les diftinguer les unes des autres , à

moins qu'on ne les articule les unes avec
les autres; car il y a si peu de différences
entre elles, qu'il est presque inutile de les
observer. La première se distingue cependant quelquefois, parce qu'elle participe
légérement de la structure des vertèbres
du dos; le plus souvent elle n'est pas si
grosse que les quatre autres; ses apophyses
obliques supérieures retiennent encore
quelque chose de la structure des apophyses obliques des dernières vertèbres dorsales, car leurs surfaces polies ne se regardent pas directement, elles gardent quelque chose de l'obliquité des surfaces polies
des apophyses obliques des vertèbres du
dos; ses apophyses transverses sont ordinairement plus courtes que les apophyses
transverses de la seconde & troisième vertèbre lombaire.

Il est encore plus difficile de distinguer
la seconde de la troisième, que de la première; cependant j'ai assez souvent observé
que son apophyse transverse étoit un peu
moins longue que celle de la troisième,
mais ce n'est point une différence constante.
La troisième est celle qui m'a paru le plus
constamment avoir ses apophyses transverses plus longues que toutes les autres. Ce
seul caractère suffiroit pour la distinguer,
s'il étoit constant, mais il ne l'est pas tout-
à-fait. La quatrième ne diffère de la troisième, qu'en ce que ses apophyses transf-

verses sont ordinairement un peu plus courtes.

Mais s'il est difficile en examinant séparément la seconde, ou la troisième, ou la quatrième vertèbre de prononcer si elle est véritablement la seconde, ou la troisième, ou la quatrième, la difficulté disparoît pour peu qu'on les compare les unes avec les autres, & qu'on les articule ensemble ; car alors on apperçoit quelques différences dans la grosseur de leur corps, & cette différence n'est point assez grande pour être apperçue quand on examine une de ces vertèbres sans les autres.

La dernière porte un caractère de distinction assez marqué pour qu'on puisse la reconnoître sans crainte de se méprendre ; car la partie antérieure de son corps est de beaucoup plus longue que la postérieure, & sa face inférieure est taillée obliquement de façon qu'elle remonte à mesure qu'elle s'avance de devant en arrière. Quoique ce caractère soit en quelque sorte commun à toutes les vertèbres lombaires qui, ainsi que je l'ai déja avancé, ont toutes la partie antérieure de leur corps un peu plus longue que la postérieure ; cependant, comme cette structure est incomparablement plus marquée dans la dernière que dans les quatre précédentes, elle établit une différence facile à appercevoir.

De cette structure il résulte un avantage important ; elle rejette toute l'épine, & par conséquent tout le tronc en arrière, & empêche que la ligne de gravité, quand nous sommes debout, ne tombe trop en devant. Cette vérité paroîtra encore plus clairement en faisant attention à la structure de la face supérieure de l'os sacrum, qui est aussi taillée obliquement, de façon que le devant de cette face est plus élevé que le derrière. Les apophyses transverses de la dernière vertèbre sont courtes ; on trouve ordinairement à leur base de grosses éminences en forme de tubérosités ; quelquefois chaque apophyse transverse paroît comme double, ou du moins se termine par une double éminence ou tubérosité.

Outre l'usage que les vertèbres lombaires ont de commun avec deux autres classes, de contribuer à la formation de l'épine, elles en sont la base ; elles soutiennent tout le poids des parties supérieures du corps, elles le transmettent au bassin ; celui-ci quand nous sommes debout, le communique aux extrémités inférieures.

Ces vertèbres, ainsi que celles des autres classes, donnent insertion à plusieurs muscles, tels que les grands dorsaux, les dentelés postérieurs & inférieurs, les vertébraux des lombes, les très-longs du dos, les sacro-lombaires, les petits obliques &

les tranſverſes de l'abdomen , les carrés
des lombes , les grands & les petits pſoas ,
les tendons du petit muſcle du diaphragme.

Elles donnent attache aux grands dorſaux , par toutes les apophyſes épineuſes ;
aux dentelés poſtérieurs & inférieurs , par
leurs apophyſes épineuſes ; aux vertébraux
des lombes , par toutes les apophyſes épineuſes , par les apophyſes tranſverſes , &
même par les apophyſes obliques ; aux
longs dorſaux , par toutes les apophyſes
épineuſes & par les tranſverſes ; aux ſacro-
lombaires , par les apophyſes tranſverſes ;
aux petits obliques du ventre , par les apophyses tranſverſes des deux vertèbres ſupérieures; aux tranſverſes du bas-ventre , par
toutes les apophyſes épineuſes , par les
tranſverſes & par les obliques ; aux muſcles pſoas , par les corps de toutes les vertèbres ; aux tendons du petit muſcle du
diaphragme , par les corps de toutes les
vertèbres , il faut en excepter la dernière:
juſqu'à laquelle les fibres tendineuſes des
piliers du diaphragme ne deſcendent
quelquefois pas.

La dernière donne inſertion à pluſieurs
forts ligamens courts , qui l'uniſſent à l'os
ſacrum ; & la première à un ligament fort
large , triangulaire , qui ſe termine à la
dernière des fauſſes côtes. Toutes les vertèbres lombaires ſont affermies dans leur

union les unes avec les autres, par des ligamens courts & très-forts ; un de ceux
qui se présente le premier aux recherches
anatomiques, est un ligament fort court,
très-tendu, qui va d'une apophyse épineuse
d'une vertèbre, à l'apophyse épineuse de la
vertèbre voisine.

Toutes les vertèbres en général sont affermies par des ligamens très-forts, placés
entre les bases de leurs apophyses épineuses. Ces ligamens peuvent être appelés
ligamens entre-épineux profonds.

Les articulations de leurs apophyses
obliques sont aussi fortifiées par des fibres
ligamenteuses très-courtes, qui sont attachées aux surfaces raboteuses des apophyses obliques. Les apophyses transverses sont
encore liées par des ligamens qui s'élèvent
de la base de l'apophyse transverse d'une
vertèbre inférieure, & s'insèrent à la base
de l'apophyse transverse de la vertèbre
supérieure , & cela doit s'entendre de
toutes les vertèbres du dos & des lombes.

La substance des vertèbres est rare &
spongieuse à leur corps ; elle est solide &
spongieuse dans les apophyses.

Tout le long des corps des vertèbres
règne une demi-gaîne ligamenteuse qui
couvre leur convexité ; les fibres de cette
gaîne sont attachées aux inégalités & porosités du corps de chaque vertèbre ; il y

en a de très-longues & de très-courtes ; elles
font pour la plûpart longitudinales ; elles
contractent des adhérences très - intimes
avec les couches ligamenteufes & cartila-
gineufes que j'ai dit être placées dans les
efpaces inter-vertébraux.

La furface intérieure du grand canal des
vertèbres eft tapiffée d'une gaîne ligamenteufe, dont les fibres font prefque fembla-
bles à celles que je viens de décrire ; elles
contractent, ainfi que celles dont je viens
de parler, des adhérences avec les couches
inter-vertébrales, & s'insèrent aux petites
inégalités de la furface offeufe du canal de
l'épine ; cette gaîne fe prolonge jufqu'à
l'occiput, & elle s'attache au contour du
trou occipital.

Dans la bifurcation des apophyfes épineufes, l'on apperçoit un ligament attaché
fupérieurement à l'épine occipitale ; il s'attache à l'angle de la bifurcation de l'apophyfe épineufe de la feconde, troifième,
quatrième, cinquième & fixième vertèbre
du col. Ce ligament eft connu fous le nom
de ligament cervical. Le bord poftérieur
de ce ligament eft comme en l'air; il fépare les mufcles de la partie droite du col
de ceux du côté gauche ; ainfi c'eft un ligament inter-mufculaire.

Il s'en trouve un prefque femblable le
long des apophyfes tranfverfes des vertèbres du col.

CHAPITRE X.

Usages & mécanique de l'Épine.

L'ÉPINE est le soutien général de la tête, des extrémités supérieures, des os de la poitrine & de toutes les parties molles qui font attachées à ces différens os. C'est de l'épine que dépendent les attitudes nécessaires aux différens mouvemens des parties offeuses qu'elle soutient. Elle est de plus, une espèce de crâne prolongé; elle renferme des organes aussi précieux & aussi faciles à détruire que le cerveau; c'est la moëlle de l'épine, ses enveloppes & ses vaisseaux. Il étoit donc besoin que l'épine eût tout à la fois deux qualités presque opposées, la flexibilité & la fermeté.

Pour que l'épine fût flexible, il étoit nécessaire qu'elle fût composée de plusieurs pièces différentes, & que chacune de ces pièces fût tellement construite, qu'elle pût obéir aux actions différentes des organes du mouvement qui s'y attachent.

Pour que l'épine eût une fermeté à l'épreuve des efforts que les muscles font sur elle, & des attitudes forcées que nous lui

donnons

donnons dans les différens exercices qu'exige la condition humaine, il convenoit non-seulement que chaque pièce touchât sa voisine par de grandes surfaces, mais aussi que des éminences aussi solides que les vertèbres, des ligamens & des cordages multipliés, missent un juste terme aux mouvemens des différentes pièces qui la composent. C'est pourquoi elle est construite de tant de différentes pièces, unies par des liens multipliés.

L'on observe dans l'épine une augmentation successive depuis la première vertèbre jusqu'à la dernière, dans la force, dans l'étendue de chaque vertèbre, & dans les moyens que la nature a inventés pour maintenir les vertèbres dont elle est composée. Il semble que chaque vertèbre augmente à raison du fardeau qu'elle doit porter, & des efforts qu'elle doit soutenir. Ainsi les supérieures sont les plus petites & les plus foibles ; les moyennes sont plus fortes, plus grandes que les supérieures ; les inférieures sont les plus grandes & les plus fortes.

La partie de l'épine qui forme le col, est convexe en devant ; celle qui forme le dos, est concave en devant ; celle qui forme les lombes, est convexe. Par cette structure l'on conçoit que la ligne de gravité qui descend du sommet de la tête, & qui

doit être portée au baſſin , traverſe les
vertèbres moyennes du col , les vertèbres
moyennes du dos , ſe trouve ſur les dernières vertèbres lombaires, tombe enfin ſur
l'os ſacrum , & qu'elle peut avancer &
reculer ſans tomber hors du plan des vertèbres.

Les vertèbres du col ſont tellement conſ-
truites , que tout le poids de la tête ne porte
pas ſeulement ſur leur corps ; leurs apophyſes obliques étant preſque horiſontales ,
quand nous avons la tête bien portée en
arrière , ſoutiennent une partie du fardeau
de la tête , & ont en même temps la liberté de ſe remuer latéralement en gliſſant :
ſtructure qui facilite admirablement les
mouvemens latéraux de la tête.

Mais toutes les vertèbres du col ne contribuent pas également aux mouvemens
latéraux de la tête. C'eſt au mouvement de
la première vertèbre ſur la ſeconde , que
nous devons principalement la liberté de
tourner la tête vers nos épaules. L'articulation de la tête avec la première vertèbre ,
exclut preſque tout mouvement de la tête.
Elle ne permet qu'un petit mouvement de
flexion & d'extenſion ; mais la ſituation
droite de la ſeconde vertèbre , la largeur
de ſes deux faces articulaires ſupérieures ,
la direction horiſontale des faces qui recouvrent inférieurement les maſſes latéra-

les de la première vertèbre , préparent les mouvemens qui se doivent exécuter sur la partie supérieure du col.

La longue apophyse transverse de la seconde vertèbre est très-propre à faciliter ces mouvemens , ou plutôt est un des principaux agens qui les produit. En effet le centre des mouvemens latéraux de la tête peut être imaginé placé au centre du grand trou de la première vertèbre. La principale puissance qui fait tourner la première vertèbre , est un levier qui naît de chaque masse latérale , & qui se prolonge horisontalement ; ce levier est l'apophyse transverse. C'est à l'extrémité de cette apophyse que sont attachées les puissances qui tournent la tête. Afin que ce mouvement se fît avec plus de sûreté , la nature a placé un axe solide , autour duquel la première vertèbre tourne à la manière des roues. Mais comme cet axe auroit pu comprimer la moëlle , elle a construit un ligament fort & tendu , qui empêche cet axe osseux de comprimer la moëlle.

Aux autres vertèbres du col , les apophyses transverses sont courtes ; leur longueur auroit trop étendu les forces des muscles qui s'y attachent ; les vertèbres inférieures tirées à droite & à gauche par des muscles très - puissants , & par de longs leviers , auroient pu se déranger &

comprimer l'épine & ſes enveloppes.

La longueur de l'apophyſe épineuſe de la ſeconde vertèbre donne aux puiſſances qui étendent le col, un grand avantage; elles agiſſent avec d'autant plus de force, que cette apophyſe eſt plus longue. De-là il arrive, que quoique tout le poids de la tête tombe ſur le corps de la ſeconde vertèbre, cette vertèbre n'eſt point fléchie en devant, mais reſte ferme dans ſon aſſiette, & devient une baſe ſtable ſur laquelle la tête eſt remuée & appuyée ſolidement.

La partie de l'épine qui répond à la poitrine, forme en devant une concavité. Une telle ſtructure aggrandit d'autant une capacité remplie d'un viſcère, qui nous eſt d'autant plus utile, qu'il ſe peut dilater plus aiſément, & acquérir un plus grand dégré de dilatation : ce viſcère eſt le poumon.

Les apophyſes tranſverſes des vertèbres du dos étant beaucoup rejettées en arrière, tiennent les côtes très-écartées, & par conſéquent tendent par cette direction à aggrandir la capacité de la poitrine ; elles ſont auſſi le principal appui des côtes ; elles les empêchent de s'abaiſſer & de s'élever trop ; elles les empêchent d'être pouſſées en dedans par l'action des corps qui nous environnent. Cette direction des apophyses transverses donne à la double articulation des côtes une certaine obliquité, sans laquelle il ne seroit pas possible d'expliquer comment l'élévation des côtes peut dilater la poitrine, ni comment le simple abaissement des côtes la rétrécit en tous sens.

Les vertèbres moyennes du dos ont leurs apophyses épineuses fort inclinées, parce que cette partie de l'épine étant la seule qui pût être forcée en arrière, il étoit besoin que quand nous renversons notre corps, nous fussions avertis par la résistance qu'opposent ces épines à une extension trop étendue, de mettre fin à une action qui auroit pu nous devenir très-nuisible.

Les apophyses obliques ou articulaires des vertèbres du dos ne se permettent qu'un glissement presque insensible, & s'opposent, ainsi que les apophyses épineuses, par leur direction presque parallele à la longueur de l'épine, à une extension forcée.

Lorsque les corps des vertèbres sont tirés ou poussés avec violence de devant en arrière, ou de derrière en devant, les apophyses obliques sont des obstacles qui les empêchent de se déplacer.

La courbure des vertèbres lombaires multiplie sa surface, & la rend plus propre à recevoir la ligne de gravité, qui

sans cette courbure, auroit pu tomber tantôt en devant, tantôt en arrière.

Les apophyses épineuses des vertèbres
lombaires sont très - propres, par leurs
grandes surfaces, à multiplier les attaches
des puissances qui les remuent, & les affermissent dans leur union. Elles ont beaucoup de forces de haut en bas, parce
qu'elles sont dans la flexion du tronc fortement écartées, & que retenues par des
muscles & des ligamens très-forts, elles
se seroient fracturées si elles avoient été
aussi foibles que celles des vertèbres du
dos.

Leurs apophyses transverses sont longues, & cette longueur fait qu'elles sont
des espèces de remparts qui défendent postérieurement les viscères du bas-ventre,
à peu-près comme les fausses côtes. Par
cette structure elles donnent postérieurement à la capacité du bas-ventre, une étendue convenable. Les supérieures & les inférieures étant plus courtes que les moyennes, donnent à la poitrine la liberté de
s'approcher du bassin, sans que les dernières fausses côtés les heurtent & les of-
fensent ; & les vertèbres lombaires peuvent être fléchies sur le bassin, sans qu'elles
heurtent la partie postérieure des os des
isles.

Leurs apophyses articulaires sont gros-

ſes , & s'engagent mutuellement les unes
dans les autres comme des demi-chevilles
dans des demi-trous , afin que la flexion ,
& l'extenſion des lombes , fuſſent fixées à
de juſtes bornes. Or , pour remplir un tel
emploi , il étoit néceſſaire que leur force
fût proportionnée à l'effort des puiſſances
qui tendent à les déplacer.

L'os ſacrum fait la baſe de l'épine ; c'eſt
lui qui communique au baſſin le peſanteur
des parties ſupérieures : il eſt en quelque
ſorte la pièce qui porte l'épine , mais il
eſt appuyé lui-même ſur les os des iſles.

Les ligamens multipliés qui attachent
les différentes pièces qui compoſent
l'épine , la multitude énorme des plans
muſculeux qui les affermiſſent , nous font
connoître avec combien de prévoyance
la nature conduit , depuis le crâne juſques
à l'os ſacrum , cette ſubſtance qui remplit
le canal de l'épine : ſubſtance qui eſt un
prolongement du cerveau , & qui donne
naiſſance à la plûpart des nerfs qui portent
dans nos organes le ſentiment , le mouvement , & tranſmettent de nos organes juſques au cerveau , les impreſſions que les
objets qui nous environnent excitent ſur
la ſurface de notre corps.

Si nous trouvons un ſi grand nombre
de muſcles attachés à l'épine , quoique
l'épine ait très-peu de mouvemens , c'eſt

que la nature n'a pas voulu confier à de
simples ligamens qui font des puiffances
aveugles, & prefque fans fentiment, la
garde d'un dépôt auffi précieux que la
moëlle de l'épine. Elle a environné ce
canal d'organes actifs par eux-mêmes, &
dont nous augmentons & diminuons la
force fuivant nos befoins.

CHAPITRE XI.

Conféquences relatives à la Pratique, tirées de la ftructure des Vertèbres.

LES furfaces multipliées par lefquelles les
vertèbres fe touchent, les ligamens par lefquels elles font affujetties, la direction &
l'engagement mutuel des apophyfes obliques d'une vertèbre avec les apophyfes
obliques des deux vertèbres qui font unies
avec elle, nous autorifent à conclure que
les luxations complettes des vertèbres font
prefque impoffibles, parce qu'une puiffance qui, en agiffant fur l'épine, auroit
affez de force pour déplacer des os auffi
folidement liés les uns avec les autres, feroit
plus que fuffifante pour détruire le tiffu
même des os dont l'épine eft compofée;

ainſi il arriveroit plus facilement une fracture aux os de l'épine, qu'une luxation
complète.

Il n'en eſt pas de même des luxations
incomplètes. Les obſervations de ces ſortes
de maladies ne préſentent rien à l'eſprit
d'un anatomiſte, qui ne ſe puiſſe concilier
avec une connoiſſance exacte de la ſtructure. La longueur de l'épine, le poids des
parties qu'elle ſoutient, les différentes inflexions de l'épine en devant, en arrière
& ſur les côtés, nous font comprendre
qu'il eſt des circonſtances où les ſurfaces,
par leſquelles les vertèbres ſe touchent,
peuvent être un peu déplacées, comme,
par exemple, quand dans une chûte d'un
lieu élevé, l'épine recourbée touche la
terre par une de ſes extrémités, pendant
que par ſon extrémité oppoſée, elle ſoutient le poids des parties ſupérieures ſi l'on
tombe ſur les pieds, ou des parties inférieures ſi l'on tombe ſur le cou, l'épaule ou
la tête : il eſt certain que dans de telles
circonſtances, quelque multipliés que
ſoient les liens qui affermiſſent l'union des
différentes pièces de l'épine, le corps d'une,
ou de pluſieurs vertèbres, pourra êrre un
peu déplacé, & que ce déplacement arrive
quelquefois ſans qu'il y ait fracture, d'autre
fois avec fracture.

Les limites de ce déplacement ſont peu

étendues , parce que la substance élastique
qui articule les corps des vertèbres , ne
peut céder que jusqu'à un certain point ,
avec quelque violence qu'elle soit tirée. Il
est vrai qu'elle se peut déchirer , & alors
on dit que la couche inter-vertébrale est
décollée ; mais premièrement une telle
rupture des fibres d'une ou de plusieurs
couches inter-vertébrales, ne sauroit arriver
de devant en arrière aux vertèbres dorsales,
que les apophyses obliques ne soient fracturées. Or il me semble qu'une puissance
qui sera capable de fracasser les apophyses
obliques des vertèbres du dos , tirées en
devant d'une part , & d'autre part en arrière , & de rompre en même temps les
fibres ligamenteuses des couches inter-vertébrales , est plus que suffisante pour détruire le tissu même du corps des vertèbres.

Le déplacement des vertèbres du dos ,
tirées ou poussées violemment sur le côté ,
me paroît plus possible , parce qu'alors il
n'y a que la couche inter-vertébrale , & les
ligamens , qui s'opposent au déplacement
des vertèbres. Mais les vraies côtes sont
autant de puissances qui s'opposent au déplacement latéral des sept vertèbres supérieures.

Le déplacement des vertèbres lombaires
me semble encore au moins aussi difficile ;
pour s'en convaincre il suffit d'examiner

attentivement la structure de leurs apophyses obliques : elles sont extrêmement
fortes, & elles tendent non-seulement à
empêcher le corps d'une vertèbre de
s'avancer & de reculer, mais même d'être
porté d'un côté à l'autre, avec quelque
violence qu'il soit poussé vers l'une ou
l'autre de ces directions.

Il n'en est pas de même des vertèbres du
cou; elles sont, de toutes les vertèbres,
celles qui opposent le moins de résistance
à leur déplacement. Les surfaces des apophyses obliques d'une vertèbre du cou,
tirées ou poussées de derrière en devant,
ou de devant en arrière, peuvent glisser
sans que ces apophyses se cassent. Les vertèbres du cou ont naturellement un peu de
mouvement les unes sur les autres ; les ligamens qui les retiennent, sont moins
forts que ceux qui assujettissent les vertèbres du dos & des lombes. Parmi les vertèbres du cou, celles qui se déplacent le
plus aisément, sont la première & la seconde.

Un déplacement, quelque petit qu'on
le suppose, soit dans les vertèbres du cou,
soit dans celles du dos, soit dans celles des
lombes, est toujours une maladie très-
fâcheuse, & très-souvent mortelle ; car
plus les obstacles que la nature a opposés
à ces tristes événemens sont multipliés,

plus le danger eft grand quand un coup
ou une chûte font affez violens pour avoir
vaincu ces obftacles. Ce n'eft cependant
pas la deftruction des liens multipliés qui
uniffent les vertèbres qui rend leur déplacement funefte aux malades ; c'eft l'ébran-
lement, la compreffion, l'inflammation
de la moëlle de l'épine & des nerfs qui en
fortent : tel eft le trifte préfage qu'Hippocrate (a) porte fur les événemens de ces
maladies. « Si la moëlle de l'épine, dit
» Hippocrate, devient malade en quelque
» forte que ce foit, par chûte, par fluxion,
» d'elle - même ou autrement, l'homme
» perd en même temps l'action des cuiffes
» & des jambes, que l'on touche même
» fans qu'il fente. La veffie & le ventre
» ne font plus leurs fonctions ; de forte
» qu'au commencement il ne peut uriner
» ni décharger fon ventre, qu'en un ex-
» trême befoin ; & lorfque la maladie eft
» longue, les excrémens du ventre & de
» la veffie fe déchargent d'eux-mêmes ;
» ce qui eft une marque infaillible que le
» malade mourra dans peu de temps. »

La luxation des deux premières vertèbres du cou eft regardée comme mortelle.
Cependant il m'a paffé plufieurs fois par
les mains des pièces offeufes qui m'ont fait

(a) *Lib. II. Prorrhet.*

soupçonner que la première vertèbre avoit été entièrement déplacée , sans que la mort s'en fût suivie ; car j'ai trouvé sur deux pièces , que M. Hunauld conservoit précieusement dans son cabinet , cette première vertèbre ankylosée avec l'os occipital ; & le trou occipital , au lieu de répondre au trou de la première vertèbre , étoit placé beaucoup plus postérieurement, & comme divisé en deux par la portion annulaire postérieure de la première vertèbre (*a*). Les deux condyles de l'os occipital ne répondoient plus aux masses latérales de la première vertèbre , & les masses latérales de la première vertèbre étoient soudées avec l'os occipital par une double ankylose.

Rioland dit avoir vu un soldat qui avoit les deux premières vertèbres du cou ankylosées , & qui pourtant n'avoit pas laissé pendant sa vie de mouvoir la tête aussi librement qu'aucune autre personne. L'ankylose de la première vertèbre avec le crâne ne me paroît pas devoir empêcher la flexion & l'extension de la tête , parce que la flexion de la tête ne dépend pas seulement de la mobilité du crâne sur la pre-

____

(*a*) *Je ne me rappelle pas bien exactement si c'étoit la portion postérieure ou antérieure de la première vertèbre.*

mière vertèbre, mais principalement de la mobilité de la première vertèbre sur la seconde, & de toutes les vertèbres du cou les unes sur les autres.

Il est vrai que le mouvement de la seconde vertèbre sur la troisième, de la troisième sur la quatrième, & ainsi des suivantes, n'est pas bien considérable, mais il est très-réel. Pour s'en convaincre il suffit d'enlever les muscles qui recouvrent les vertèbres du cou, de pousser avec la main la tête en arrière & en devant alternativement, & de lui faire exécuter ses mouvemens latéraux; & l'on verra premièrement que la tête, dans l'extension & la flexion, a très-peu de mouvement sur la première vertèbre; que la première vertèbre a un petit mouvement de flexion & d'extension sur la seconde, & que chacune des vertèbres du cou en a un très-petit sur la vertèbre suivante, & ainsi de suite; de façon cependant que le mouvement en avant & en arrière est plus sensible dans les supérieures que dans les moyennes, dans celles-ci que dans les inférieures. Ce seroit donc une erreur d'avancer que les mouvemens de la première vertèbre sur la seconde se réduiroient à de simples mouvemens de rotation autour de l'apophyse odontoïde de la seconde vertèbre; car, je le répète, la première vertèbre dans la flexion & dans l'extension de la tête, se remue sur la seconde, & c'est sans doute pour cette raison, plutôt que pour toute autre, que la portion annulaire postérieure de la première vertèbre est mince, & n'a point d'apophyse épineuse ; une telle apophyse eût été un obstacle à la liberté de ce double mouvement.

L'on a observé que dans la plûpart de ceux qui périssent par le supplice de la corde, la première vertèbre du cou est entiérement séparée de la seconde, & l'on a conclu que cette séparation est la principale cause de leur mort.

Mais le ligament transversal n'a rien de commun avec cette séparation. Ce ligament fixe des bornes très-étroites aux petits mouvemens de flexion & d'extension de la première vertèbre sur la seconde, & empêche que dans le dernier de ces mouvemens, je veux dire dans le mouvement d'extension de la tête, & de la première vertèbre, l'apophyse odontoïde ne comprime la moëlle de l'épine : il dirige & modère les mouvememens de demi-rotation de la tête, & de la première vertèbre sur la seconde.

Quelle est donc la puissance qui s'oppose à la séparation de la première & de la seconde vertèbre ? C'est le triple ligament qui s'élève de l'apophyse odontoïde, & va se terminer au bord interne & antérieur

du grand trou occipital ; c'est une enveloppe ligamenteuse qui tapisse toute la surface intérieure du grand trou de ces vertèbres , & qui se prolonge depuis le contour du grand trou occipital jusqu'à la partie inférieure de l'épine , s'insérant en
plusieurs endroits , & se fortifiant en plusieurs autres , reprenant de nouvelles fibres
& des forces nouvelles , quand les premières qu'il a reçues de l'os occipital sont
prêtes à s'épuiser par ses attaches multipliées aux différens points de la surface
intérieure du canal de l'épine.

L'épine est de toutes les parties du corps
celle dans laquelle cette maladie que l'on
appelle rachitis , produit des difformités
les plus frappantes. J'ai vu des épines courbées en toutes les directions possibles ; la
plus dangereuse est celle qui rend convexe
en devant la partie de l'épine qui forme
le derrière de la poitrine ; car dans cette
sorte de courbure , la cavité de la poitrine
est considérablement diminuée , & les
organes de la vie , tels que le poumon,
le cœur , le canal thorachique , les gros
vaisseaux , & les nerfs intercostaux , sont
continuellement comprimés. Mais ce qu'il
y a de plus étonnant , c'est que dans certaines courbures dans lesquelles l'épine fait
sur elle-même des contours & des replis
en forme de la lettre S romaine , la moëlle

de l'épine étant obligée de se prêter à toutes ces inflexions, les malades ne laissent pas fort souvent de jouir d'une bonne santé.

J'ai vu des squelettes de sujets fort vieux, dans lesquels le canal de l'épine avoit perdu, dans certains endroits, une partie de sa cavité. J'ai préparé plusieurs squelettes rachitiques, & j'ai trouvé dans plusieurs la figure du canal si changée & la moëlle de l'épine tellement comprimée dans les lieux du rétrécissement & des courbures, qu'il est très-difficile de comprendre comment on peut vivre si longtemps avec de telles difformités.

Il faut convenir qu'il est très-difficile de concilier de telles observations avec les expériences que l'on a faites sur la moëlle de l'épine dans les animaux vivans, avec les conséquences que l'on déduit de ces expériences, avec la doctrine d'Hippocrate sur les maladies de la moëlle de l'épine, avec l'expérience journalière ; & en un mot avec les notions qui sont en quelque sorte la base de nos connoissances sur l'économie animale.

J'ai vu les parties antérieures des corps des quatre à cinq vertèbres dorsales tellement diminuées, que les corps de ces vertèbres mesurés par devant, n'excédoient pas la hauteur ordinaire d'une vertèbre, pendant que les corps de ces mêmes ver

tèbres avoient conservé, du côté du canal
de l'épine, leur hauteur & leur distinction
naturelle.

Plusieurs Auteurs nous ont donné des
observations presque sans nombre, de
plusieurs vertèbres soudées les unes avec
les autres. Il n'y a presque pas d'anatomiste
qui ne conserve dans son cabinet quelques
pièces ou l'on découvre ces sortes de sou-
dures. J'en ai trouvé quelques-unes dans
lesquelles la substance du corps des vertèbres se réduisoit presque toute en petits
grumaux, & ressembloit à un bois ver-
moulu, & à demi pourri : en les préparant,
je détruisois beaucoup plus facilement la
substance osseuse des corps des vertèbres,
que les muscles & les ligamens dont elles
étoient recouvertes.

Il y a des personnes qui ont naturellement
le tissu du corps des vertèbres si foible,
qu'il est très-dangereux qu'elles fassent de
grands efforts, & qu'elles portent de grands
fardeaux. Quoique j'aye observé une telle
mollesse dans bien des sujets qui parois-
soient bien constitués dans les autres parties,
il est cependant certain que les personnes
qui sont attaquées du rachitis, sont celles
qui ont le plus ordinairement les vertèbres
d'une extrême mollesse.

Dans plusieurs j'ai trouvé toute la surface extérieure des vertèbres peu différente

de l'état naturel , pendant que tout l'intérieur n'offroit qu'une vaste cavité , partagée
par quelques cloisons irrégulières , & dont
la consistance étoit très molle. J'ai plusieurs
fois sondé ces grandes cavités intérieures ,
en introduisant un stylet par deux trous
dont la face postérieure de chaque vertèbre
est percée. Ces sinus ou cavités intérieures,
sont quelquefois annoncées par de grandes
porosités que l'on apperçoit sur la surface
antérieure du corps des vertèbres. Il est
certain que des sauts , des chûtes , de grands
efforts , des inflexions de l'épine un peu
forcées , auroient été capables d'écraser
les vertèbres de ces sortes de personnes ;
& je ne doute nullement que cette structure
ne donne lieu à plusieurs maladies aussi fâ-
cheuses qu'elles sont peu connues.

M. Poupart rapporte qu'ayant ouvert
le cadavre d'un particulier âgé de cent ans,
il trouva que les neufs vertèbres inférieures
du dos ne composoient qu'un seul os , les
cartilages s'étant tous ossifiés dans les intervalles inter-vertébraux. » Mais outre les
» apophyses transverses ordinaires , il y en
» avoit , dit M. Poupart , encore d'autres
» en devant à chaque côté , sur l'articula-
» tion de chaque vertèbre : celles du côté
» droit étoient plus grosses , arrondies &
» couvertes d'une matière osseuse d'un beau
» blanc , qui s'y étoit attachée nouvel-

» lement , & il sembloit qu'il avoit coulé
» de la même matière entre chacune des
» apophyses pour les lier ensemble : celles
» du côté gauche étoient de beaucoup
» moins longues , & ressembloient à un
» mammelon qui commençoit à se cou-
» vrir aussi de la même matière blanche.
» C'est ainsi , continue cet Académicien ,
» qu'un vieil arbre prend quelquefois un
» nouvel accroissement , & que son bois
» séché se couvre d'une nouvelle écorce ,
» & pousse de nouvelles branches , qui ne
» laissent pas de vivre long - temps. «

Il n'est pas rare de trouver des vertèbres
ossifiées ; il y a peu de vieillards , sur-tout
de ceux qui ont mené une vie fatiguante ,
qui se sont exercés à porter des fardeaux ,
& à faire des efforts violens , dans lesquels
on ne trouve de semblables ossifications.

CHAPITRE XII.

Des Os de la Poitrine.

Le thorax ou la poitrine est une espèce
de cage osseuse propre par sa structure à
donner entrée à l'air , & successivement à
le faire sortir. Elle est formée de pièces
osseuses très-solidement liées , & qui peu-

vent toutes se remuer sur les vertèbres ; ces pièces sont des leviers taillés en demi-cercle, & appuyés par une de leurs extrémités sur une base immobile ; cette base est l'épine du dos. A cette machine admirable sont confiés les organes de la vie ; elle les met à l'abri de la violence des coups , des compressions , qui dans les exercices attachés à notre condition , auroient pu en déranger l'économie ; elle est un des principaux instrumens de la respiration , & elle ne le pourroit être sans se dilater & se resserrer. Cette nécessité entraîne avec elle celle de la multiplicité des pièces dont la poitrine est composée ; une machine solide, composée d'une seule pièce, ne peut se resserrer , ni se dilater sensiblement. Elle approche , d'un peu plus de la moitié , de la figure d'un cône dont on auroit coupé , & un peu creusé de haut en bas , la partie postérieure. La pointe de ce cône est émoussée , & en forme le sommet ; sa base regarde en bas. Elle est composée de trente-sept os , qui sont vingt-qutre côtes , douze de chaque côté ; trois antérieurs qui forment cette partie que l'on appelle sternum ; c'est le milieu du devant de la poitrine ; (ces trois pièces dans l'âge avancé n'en font qu'une) & douze vertèbres ; ce sont les vertèbres du dos , dont nous avons décrit la structure. Il nous reste donc à parler de côtes & du sternum.

CHAPITRE XIII.

Des Côtes en général.

LES côtes sont vingt-quatre demi-cercles osseux, placés obliquement & horisontalement, appuyés par une de leurs extrémités sur les vertèbres du dos, & liés au sternum par leur autre extrémité. Mais cette seconde union se fait par l'interposition d'un cartilage plus ou moins long, suivant les différentes côtes; ce cartilage se change avec l'âge dans une substance osseuse.

Les côtes se divisent en vraies & en fausses. Les vraies sont celles qui s'étendent depuis les vertèbres jusqu'au sternum. Les fausses sont attachées, ainsi que les vraies, aux vertèbres; mais elles ne s'étendent pas jusqu'au sternum. Il y a sept vraies côtes & cinq fausses. Elles sont construites de façon que leurs plus grandes surfaces regardent le dedans & le dehors de la poitrine. On peut presque diviser chaque vraie côte en deux moitiés, une antérieure & une postérieure. La moitié antérieure est presque droite ou très-peu courbée, & fait par conséquent partie d'un grand cercle. La moitié postérieure est très-courbée, ou fait partie d'un petit cercle; elles ne vont pas droit dans leur marche horifontale ; elles font comme torfes en double fens , de façon que fi on les applique fur un plan horifotanl , pendant qu'une de leur extrémité touche le plan , l'autre en eft écartée.

Les côtes ont deux faces, deux bords & deux extrémités. La face extérieure eft liffe & convexe ; l'intérieure eft polie auffi, mais concave. La face extérieure préfente poftérieurement une empreinte mufculaire en forme de ligne, qui va obliquement du bord fupérieur de la côte à l'inférieur. Cette empreinte s'appelle l'angle de la côte; elle donne attache aux tendons du mufcle facro-lombaire. Cette ligne oblique, ou empreinte mufculaire, confidérée dans le thorax entier , conferve à peu près la même direction depuis le haut de la poitrine jufqu'en bas ; fon extrémité fupérieure eft toujours plus proche des vertèbres que fon extrémité inférieure. Chaque côte, depuis fon extrémité poftérieure jufqu'à cette ligne oblique, eft très-courbée, & un peu au-delà; mais elle commence auffi-tôt à fe redreffer, à mefure qu'elle s'avance vers le fternum.

Des deux bords, l'un eft fupérieur, l'autre inférieur. Le fupérieur eft plus petit , ou fait une portion de cercle plus petite que l'inférieur. Le fupérieur eft arrondi ; l'inférieur eft tranchant. Dans cha-

que bord on diſtingue encore deux lèvres,
une interne & une externe, afin de déterminer plus exactement l'attache des muſcles & la poſition des nerfs & des vaiſſeaux. La lèvre interne du bord inférieur
eſt creuſée par une eſpèce de crénelure ſuperficielle, aſſez marquée dans la moitié
poſtérieure de la côte, mais qui s'efface
ſur la moitié antérieure. C'eſt le long de
cette crénelure que marche le tronc d'un
nerf dorſal & celui d'une artère. A la lèvre
interne de chaque bord s'attache le plan
des intercoſtaux internes. A la lèvre externe s'attache le plan des intercoſtaux
externes; & au milieu une membrane qui
ſépare les deux plans. L'extrémité antérieure de la côte eſt creuſée, & reçoit
dans ſa cavité l'extrémité d'un cartilage qui
s'inſère au ſternum par ſon autre extrémité.

L'extrémité poſtérieure demande un détail un peu plus étendu : nous la ferons
venir depuis la ligne oblique que nous
avons remarquée ſur la face externe de la
côte, & que nous avons nommée l'angle
de la côte. Dès cet endroit la côte ſe rétrécit, eſt plus épaiſſe, plus dure & plus
ſolide. Elle forme enſuite une éminence
dont la ſurface eſt en partie raboteuſe &
en partie articulaire : cette éminence eſt
appelée la tubéroſité de la côte. La partie
inégale de cette tubéroſité donne attache

à

à un tendon du long dorsal, à un des releveurs de Stenon & à des ligamens qui unissent la côte avec l'apophyse transverse
d'une vertèbre. La partie polie ou articulaire de la tubérosité, s'articule avec la facette articulaire de l'apophyse transverse
de la vertèbre voisine.

Auprès de la tubérosité, la côte se rétrécit, & forme cette partie connue sous le
nom de col. Enfin la côte se termine par
une éminence que l'on appelle la tête de la
côte. On remarque sur cette tête une double facette articulaire; une petite éminence
partage ces facettes : l'une est supérieure
& plus petite que l'autre, qui est inférieure. La supérieure s'articule avec l'empreinte articulaire inférieure que nous avons
remarquée au bord inférieur de chaque côté
du corps des vertèbres du dos. L'inférieure
s'unit avec la facette articulaire supérieure
que nous avons observée sur le bord supérieur & latéral du corps de chaque vertèbre dorsale. Du reste toute la tête de la
côte est inégale, & donne insertion aux
ligamens courts qui l'unissent aux corps de
deux vertèbres. Nous avons dit que cette
tête étoit soutenue sur une partie connue
sous le nom de col, parce qu'en effet la
côte est plus étroite en cet endroit qu'en
tout autre : cependant il y a de certaines
côtes dans lesquelles la partie la plus voi

Partie III. D

fine de la côte ne fe rétrécit guère, & mérite peu la dénomination de col.

Nous avons déja dit fur quel fondement
eft appuyée la divifion des côtes en vraies
& en fauffes; il nous refte quelque chofe
à dire fur leur pofition & leur arrangement.
Les vraies côtes obfervent entre elles une
pofition prefque parallèle; de forte cependant que le plan vertical de l'une ne fe rencontre jamais avec celui de l'autre. En effet
elles font toutes inégales en grandeur;
chaque côte forme un arc de cercle différent de celui de fa voifine; la plus grande
de toutes eft la feptième ou la dernière, enfuite la pénultième. Elles diminuent toutes
proportionnellement depuis la dernière
jufqu'à la première, qui eft par conféquent
la plus petite de toutes.

Leur direction eft telle, que les bords
de l'une ne regardent pas directement les
bords de l'autre; delà il fuit que les bords
des côtes ne peuvent fe frapper mutuellement, ni meurtrir, par leurs chûtes préci-
pitées, les mufcles ni les vaiffeaux qui font
placés dans la diftance qui les fépare. Elles
montent toutes un peu obliquement pour
s'attacher aux vertèbres : un coup-d'œil
jeté fur leurs attaches, fuffit pour fe convaincre de cette vérité, qui d'ailleurs eft
démontrée par un fimple raifonnement fur
la ftructure des côtes & des vertèbres, &

fur leur union mutuelle. En effet, chaque côte étant articulée par fa tête avec le bord supérieur du corps de chaque vertèbre, & par fa tubérofité avec l'apophyfe tranfverfe qui répond au milieu de chaque vertèbre, il faut néceffairement que la côte, depuis fa tête jufqu'à la tubérofité, fuive une ligne oblique defcendante; & le degré de cette chûte eft comme la diftance depuis le haut du corps de la vertèbre jufqu'à fon milieu, c'eft-à-dire, à l'apophyfe tranfverfe.

Ainfi les côtes, à mefure qu'elles s'éloignent des vertèbres, defcendent fuivant la direction oblique qu'elles ont reçue de leurs attaches; mais elles ne fuivent pas cette direction jufqu'à leur extrémité antérieure; elles fe relèvent peu à peu : à mefure qu'elles s'avancent vers le fternum, elles s'écartent les unes des autres, elles fe tordent pour ainfi dire. En s'approchant de cet os ou du cartilage qui les unit, elles fe relèvent de leur première chûte, & leurs extrémités antérieures regardent obliquement en haut. Cette ftructure a lieu dans les fujets de tout âge, & fur-tout dans les vieillards, dont les côtes s'avancent jufqu'au fternum, fans qu'il y ait aucune fubftance cartilagineufe interpofée entre elles & cet os. Les intervalles qui féparent les différentes côtes ne font pas fi grands les uns que les autres. Ceux qui féparent les côtes fupérieures font les plus grands ; ceux qui séparent les côtes inférieures le sont moins : peu s'en faut que les vraies côtes inférieures, & quelques-unes des moyennes, ne se touchent par leurs bords. La raison de cette différence dans la grandeur des intervalles qui séparent ces côtes, doit être déduite de ce que les bords inférieurs des dernières vraies côtes sont plus larges, plus tranchantes que ceux des côtes supérieures : delà il résulte que les faces de ces côtes sont plus étendues.

Nous avons dit que les vraies côtes croissoient depuis la première jusqu'à la dernière ; le contraire arrive aux fausses côtes. Nous avons déja dit qu'il y en avoit cinq de chaque côté. La première & la seconde des fausses côtes sont les plus grandes, les trois autres diminuent par degrés, de façon que la dernière est la plus petite de toutes. Nous reviendrons aux fausses côtes, après avoir parlé de quelques-unes des vraies en particulier.

La première des vraies côtes diffère des autres par sa grandeur, par sa figure, sa direction & par sa situation. On y observe deux faces, une supérieure & une inférieure ; deux bords, un extérieur & l'autre intérieur. (Il faut se rappeler que dans toutes les autres, les faces sont l'une en dehors, l'autre en dedans ; & que des bords, l'un eſt ſupérieur & l'autre inférieur ; ce qui fait une différence très-remarquable). Le bord extérieur eſt de beaucoup plus grand que le bord intérieur : celui-ci eſt tranchant, l'extérieur eſt arrondi.

Des deux faces, la ſupérieure eſt inégale vers l'extrémité poſtérieure de la côte ; c'eſt à ces inégalités que s'attache le muſcle ſcalène ; elle eſt aſſez ſouvent un peu concave ſur le devant ; aſſez ſouvent, dans l'âge parfait, on y remarque une dépreſſion ou enfoncement fait par le poids & les mouvemens de la clavicule qui s'appuie deſſus. La face inférieure eſt ordinairement un peu concave vers ſon extrémité poſtérieure ; elle loge dans cet enfoncement le muſcle ſouclavier.

La première côte a le col long & étroit ; elle reſſemble à un grand ſegment d'un petit cercle preſque régulier ; ſa tubéroſité eſt, relativement à la grandeur de la côte, fort éloignée de la tête, qui eſt élevée au deſſus du niveau de la face de la côte ; ſa tête ne porte qu'une empreinte articulaire, quoique dans quelques ſujets elle s'appuie un peu ſur le bord inférieur du corps de la dernière vertèbre du col : à ſon extrémité antérieure, la première côte eſt plus épaiſſe que dans le reſte de ſon étendue. Sa ſubſtance ſe dilate, forme une grande cavité, dans laquelle eſt reçu le cartilage court qui l'unit à la partie supérieure du sternum.

En faisant attention à ces différences, il est aisé de distinguer la première côte d'un côté, de toutes les autres côtes du même côté. Mais il n'est pas si facile de distinguer la première côte d'un côté, de la première côte du côté opposé. Pour ne s'y pas méprendre, il est nécessaire de placer en devant & en dehors le bord convexe, la tête en arrière ou vers l'épine, & la face qui a le plus d'inégalité en dessus ; ou si l'on veut en dessous, celles des deux faces le long de laquelle règne postérieurement un enfoncement pour l'insertion du muscle souclavier & d'un des scalènes. Mais il arrive assez souvent que la face supérieure présente peu d'inégalités, & que la face inférieure n'est presque pas creusée ; d'ailleurs, quoique j'aie dit que la tête sort du niveau de la face supérieure pour se placer un peu au dessus, cette structure n'est point assez marquée dans bien des sujets, pour qu'on puisse en faire un des trois caractères distinctifs.

La première côte est liée au sternum & à la première vertèbre du dos d'une façon si serrée, qu'elle n'a presque aucun mouvement ; ses fermes attaches la rendent un point presque fixe, vers lequel toutes les côtes sont emportées dans l'inspiration. Il ne faut cependant pas s'en rapporter, sur

l'immobilité de la première côte, au sentiment du plus grand nombre des physiolo-
gistes, qui lui refusent tout mouvement ;
elle se remue sur son extrémité postérieure,
& est emportée en haut par un mouvement
commun à toute la poitrine : car il est certain que le sternum, dans les aspirations
forcées, s'élève un peu. Ce mouvement est
difficile à expliquer, mais il est réel. Nous
parlerons ailleurs des insertions que la première côte donne aux muscles & aux ligamens.

La seconde côte est plus grande que la
première, & plus petite que la troisième,
parce que la règle générale que nous avons
établie, est que les vraies côtes augmentent
en grandeur depuis la première jusqu'à la
dernière ; elle garde plusieurs des caractères que nous avons donnés à la première ;
elle tient un milieu, dans sa structure, entre
la première & la troisième côte : l'un de
ses bords est interne comme à la première,
tranchant ; mais il est placé un peu en
dessus comme à la troisième ; son autre
bord est inférieur externe & un peu arrondi ; l'une de ses faces est également supérieure qu'externe ; l'autre est également
inférieure qu'interne. Elle est moins mobile
que les côtes inférieures, parce qu'elle est
plus courte, & que son cartilage est moins
long que celui des autres côtes ; elle res-

semble beaucoup à la troisième, & s'en distingue difficilement quand on l'examine hors de sa place, seule, & sans la comparer aux autres côtes.

En général, les côtes supérieures sont plus *arcuées* que les inférieures ; mais la règle générale que l'on doit établir pour placer une côte dans sa situation, & pour distinguer celles du côté droit de celles du côté gauche, est que l'on doit placer postérieurement la tête de chaque côte, mettre en dedans sa concavité, & le bord le plus petit & le plus arrondi, en dessus.

Nous avons dit que les côtes, dès le lieu de leur insertion aux vertèbres, descendent obliquement ; mais toutes ne suivent pas le même degré d'obliquité dans cette position. L'obliquité de la supérieure est la plus petite de toutes ; ensuite celle de la seconde ; l'obliquité des dernières est la plus grande. Les dernières vraies côtes laissent de très-petits intervalles entre elles postérieurement, & dans le milieu de leur cours ; de sorte que le bord inférieur d'une côte touche presque le bord supérieur de l'autre côte. Mais antérieurement, avant de devenir cartilagineuses, elles s'écartent les unes des autres, & laissent entre elles de grands intervalles. Cette différence dans l'obliquité des côtes, est fondée sur l'augmentation successive dans la hauteur du corps de chaque vertèbre. En effet, plus les vertèbres ont de hauteur dans leur corps, plus la ligne que l'on peut imaginer, tirée depuis la partie du corps jusqu'à l'apophyse transverse, sera oblique. Or c'est sur cette ligne que la côte est placée, dans sa double attache à chaque vertèbre. Par conséquent les vertèbres inférieures étant les plus grandes, les côtes qui s'y attachent doivent être les plus obliques.

Nulle côte ne s'avance jusqu'au sternum, toutes finissent avant d'y arriver; mais les unes plus tôt, les autres plus tard. Les supérieures sont celles dont les extrémités antérieures sont les moins éloignées du sternum; de sorte que l'extrémité antérieure de la côte supérieure finit si près, que peu s'en faut qu'elle ne le touche. L'extrémité de la seconde s'en éloigne un peu plus; l'extrémité de la troisième encore plus, & ainsi de suite jusqu'à la dernière ou septième, dont l'extrémité antérieure est séparée du sternum par une distance beaucoup plus grande qu'aucune des six côtes supérieures.

De cette structure il s'ensuivroit qu'il resteroit un grand espace angulaire de chaque côté du sternum, dont rien de solide ne rempliroit le vuide, si la nature ne l'avoit garni d'une substance presque semblable à celle des côtes, mais bien plus propre à remplir ses vues dans la mécanique de la respiration. La respiration eût pu se faire, quoique les parties osseuses des côtes se fussent avancées jusqu'au sternum; mais une telle structure nous eût fait respirer avec peine, comme respirent les vieillards dont les cartilages sont ossifiés : l'Auteur de la nature a voulu nous faire goûter la douceur de respirer sans travail & sans peine. A cette fin il a placé une substance élastique dans le vuide angulaire, qui est depuis les côtes jusqu'au sternum.

Sept petites pièces de différente grandeur, d'une substance souple & élastique, qui résiste presque autant au choc des corps qui nous environnent, que les os mêmes; & qui se prêtent en même temps aux mouvemens des côtes, sont placées entre les côtes & le sternum : on les appelle cartilages.

Les cartilages tiennent beaucoup en petit de la figure des côtes; comme elles, ils sont applatis, mais un peu moins; ils s'arrondissent en s'approchant du sternum. Chaque cartilage a deux extrémités, une antérieure qui est reçue dans une petite cavité creusée dans le côté du sternum, & une postérieure qui s'insinue dans une cavité creusée à l'extrémité de chaque côte; il est affermi dans son union au sternum

par de petits ligamens qui environnent son
extrémité antérieure, & s'implantent dans
la circonférence du trou qui la reçoit, &
par des ligamens un peu plus longs, qui
répandent leurs fibres sur l'une & l'autre
face du sternum, & principalement sur
l'intérieure : les fibres de ces ligamens forment, avec celles des ligamens du côté
opposé, une espèce d'entrelacement.

Des deux extrémités de chaque cartilage, l'une est plus grosse que l'autre; il
est uni par sa grosse extrémité avec l'extrémité antérieure de la côte; par sa petite
extrémité, il s'unit au sternum; cette extrémité est angulaire & taillée à deux faces;
à mesure que les cartilages s'approchent
du sternum, ils semblent s'affoiblir, ils
deviennent plus grêles, ils s'arrondissent;
vers la côte, au contraire, ils s'applatissent
de façon que l'on y peut distinguer deux
faces, ainsi que dans les côtes, une externe convexe, une interne concave. Cet
amincissement des cartilages, à mesure
qu'ils s'approchent du sternum, les rend
plus propres à céder aux puissances qui
élèvent les côtes, & par conséquent facilite l'inspiration. Les cartilages des trois
ou quatre premières côtes ont à peu près
la même direction que ces côtes. Ceux
des côtes inférieures se coudent de plus en
plus, & font angle pour remonter vers le

sternum : ils s'approchent très-fort les uns des autres en montant ; l'angle qu'ils font est obtus ; sa convexité regarde en bas.

Chaque cartilage est encore recouvert d'un périchondre ligamenteux, qui se répand sur l'extrémité osseuse de chaque côte, & assujettit chaque cartilage dans la cavité que nous avons dit être creusée dans l'extrémité antérieure de chaque côte.

CHAPITRE XIV.

Des fausses Côtes.

Nous avons déjà avancé ci-dessus qu'il y avoit cinq fausses côtes de chaque côté de la poitrine ; elles en occupent le bas, & sont placées presque horizontalement les unes sur les autres, laissant entre elles un intervalle aussi grand, ou plus que celui que les dernières vraies côtes laissent entre elles. Nous avons dit, en parlant des vraies côtes, que la première étoit la plus petite, & que les inférieures étoient plus grandes que les supérieures : ici c'est le contraire. La supérieure des fausses côtes est la plus grande ; l'inférieure est la plus petite : la première & la seconde diffèrent peu des vraies côtes dans leur grandeur &

leur figure ; elles s'avancent très-oblique-
ment depuis les vertèbres jusqu'à la région
épigastrique. La première, examinée sans
son cartilage, finit à une distance considérable du sternum ; la fin de la seconde est
encore plus éloignée de cet os ; la pénultième & la dernière en sont très-éloignées.

Les fausses côtes en général ne sont pas
si courbées que les vraies ; la crénelure,
que nous avons dit être pratiquée le long
du bord inférieur des vraies côtes pour le
passage d'un cordon de nerf, & du tronc
d'une artère intercostale, n'est pas si marquée dans les fausses côtes. L'extrémité
antérieure de la pénultième est aiguë ; celle
de la dernière l'est encore plus ; celle-ci
n'a qu'une seule empreinte articulaire sur
sa tête ; elle n'en a point ailleurs, parce
qu'elle ne s'articule point avec l'apophyse
transverse de la dernière vertèbre du dos.

L'avant-dernière fausse côte n'a qu'une
seule facette articulaire sur sa tête, parce
qu'elle s'articule avec le corps de la onzième vertèbre du dos ; elle diffère en cela
des autres fausses côtes, qui toutes, ainsi
que les vraies, ont deux empreintes articulaires sur leur tête : elle diffère de la
dernière en ce qu'elle a, ainsi que toutes
les autres fausses côtes, une empreinte
articulaire sur sa tubérosité, pour s'unir

avec l'apophyſe tranſverſe de la onzième
vertèbre du dos. Dans les fauſſes côtes on
ne peut guère diſtinguer cette partie, que
nous avons appellée, dans la claſſe des
vraies côtes, le col, de la côte. Le bord
inférieur des trois premières fauſſes côtes
s'élargit, devient tranchant, & augmente
la largeur des faces de ces côtes.

Les fauſſes côtes ont des cartilages, ainſi
que les vraies; mais ces cartilages ſont auſſi
différens de ceux des vraies côtes, que les
vraies côtes le ſont des fauſſes côtes.

Les cartilages de la première & de la
ſeconde ſont courbés comme ceux des
vraies; ils ſont moins grands & plus aigus;
ils s'avancent ſéparément depuis les extrémités des deux premières fauſſes côtes,
applatis de devant en arrière comme les
cartilages des vraies côtes; ils ſont plus
larges dans leur cours en certains endroits
que dans d'autres; leurs bords s'uniſſent
ou ſe touchent en quelques endroits, &
forment en certains ſujets des eſpèces d'articulations; quelquefois deux cartilages ſe
réuniſſent en un ſeul pour ſe diviſer enſuite.
Cette ſtructure a lieu dans le cartilage de
la première fauſſe côte; il s'unit ſouvent
avec celui de la dernière des vraies; il
arrive ſouvent que le cartilage de la dernière des vraies ſe ſoude en quelque ſorte
avec celui de l'avant-dernière, & enſuite

se divise ; quelquefois ce n'est point une véritable soudure , c'est une véritable articulation. Dans leur cours ils commencent à descendre , & suivent l'obliquité des côtes ; au milieu de leur trajet ils se relèvent, forment une courbure dont la convexité regarde en bas ; ils montent autant qu'ils ont descendu , & se terminent en pointe.

Le cartilage de la première fausse côte s'insère au bord inférieur du cartilage de la dernière des vraies.

Celui de la seconde s'insère au bord inférieur du cartilage de la première.

Le cartilage de la troisième des fausses côtes est long , rond, plus aigu, un peu plus court que celui de la seconde ; il contracte des adhérences avec celui de la seconde par plusieurs petites fibres ligamenteuses ; mais ces adhérences ne sont point assez serrées pour l'empêcher de glisser , tantôt en dedans , tantôt en dehors, sous le cartilage de la seconde des fausses côtes : il augmente la convexité de l'arc formé par les cartilages des deux premières fausses côtes.

Le cartilage de la quatrième des fausses côtes est très-court ; il est éloigné du cartilage de la troisième, de toute la longueur du plan des muscles intercostaux ; il est éloigné de celui de la dernière des fausses ,

par une distance égale, c'est-à-dire, par
toute la longueur des muscles intercostaux ; mais celui de la dernière des fausses
côtes est extrêmement petit, terminé en
pointe, & soudé tout autour de l'extrémité osseuse de la dernière fausse côte.

Les cartilages des cinq fausses côtes sont
plus mous, plus flexibles, &, prêts à
finir, se terminent plus rapidement que les
cartilages des vraies, par une extrémité
aiguë & figurée en pointe comme le bout
d'une queue. Les cartilages des deux premières fausses côtes sont fort longs ; celui
de la première devient, en finissant, trèsadhérent au cartilage de la dernière des
vraies, & son extrémité antérieure est peu
éloignée de l'appendice xyphoïde. L'adhérence de ce cartilage avec celui de la
dernière vraie côte, est formée par une
substance en partie cellulaire & en partie
ligamenteuse.

Le cartilage de la seconde fausse côte
diffère peu de celui de la première : il se
colle en finissant avec le bord inférieur du
cartilage de la première, & est maintenu
dans cette union par une double rangée
de fibres ligamenteuses très courtes, & par
un tissu cellulaire très-fort. Le cartilage de
la seconde fausse côte ne s'avance pas si
près de l'appendice xyphoïde que celui
de la première ; son extrémité est plus

pointue ; il est collé dans un long espace avec le cartilage de la première , & il finit peu à peu , & devient aigu par degrés.

Le cartilage de la troisième fausse côte finit en se collant avec le cartilage de la seconde , ainsi qu'il a été dit de celui de la première & de celui de la seconde ; mais il se termine beaucoup plus loin de l'appendice ; il se colle, en finissant, avec le cartilage de la seconde. Ces trois cartilages forment , par leurs attaches , & par leurs extrémités aiguës , par leur union entre eux , & avec le cartilage de la dernière des vraies , un bord cartilagineux non interrompu , convexe en bas , concave supérieurement. Ce bord cartilagineux commence à l'extrémité osseuse de la troisième des fausses côtes , & s'étend jusques à l'appendice xyphoïde. Cette structure est élégamment exprimée dans la première planche de M. Albinus , dans la planche dix-neuvième de Cheselden , & dans la seconde des trois planches de Vesale , sur le squelette entier. Les deux dernières des fausses ne contribuent en rien à produire le bord cartilagineux ; leurs extrémités restent flottantes dans l'epaisseur des muscles, telles qu'elles sont représentées dans les planches dix-neuvième & trente-sixième de Cheselden , dans la quarante-quatrième & dans la quarante-cinquième d'Euſtachi , dans les trois planches de Veſale ſur le ſquelette entier. Le cartilage de la première des fauſſes côtes , dans la plûpart des ſujets , s'unit & ſe ſoude avec celui de la dernière des vraies côtes , & avec celui de la ſeconde des fauſſes : ordinairement ces cartilages ne font que ſe toucher , & ſont maintenus dans leur contact par des ligamens : c'eſt une eſpèce d'articulation ; ils ſont plus larges , & quelquefois plus épais à l'endroit de leur union , que dans le reſte de leur étendue. Cette ſtructure eſt repréſentée dans la planche quarante-quatrième d'Euſtachi.

Il arrive quelquefois que deux des vraies côtes réuniſſent leurs cartilages en un ſeul (*a*). Quelquefois auſſi le cartilage d'une même côte ſe bifurque en s'approchant du ſternum.

La dernière & l'avant-dernière des fauſſes côtes ſont beaucoup plus mobiles que toutes les autres côtes , ainſi que l'obſerve M. Weitbrecht (*b*) ; mais leur mobilité plus grande que celle des autres , ne vient pas de ce qu'elles ſont deſtituées de toute adhérence avec les apophyſes tranſverſes , ainſi que le penſent Veſale (*c*) &

(a) *Mém. de l'Acad.* année 1740.
(b) *Pag.* 113.
(c) *Lib. II , cap.* 37.

M. Winſlow (a) ; elles y ſont attachées par des fibres ligamenteuſes , ſouples , pliantes & très-molles , qui leur permettent de ſe remuer en haut & en bas , & d'être pouſſées en dedans & en dehors. Mais il eſt très-vrai qu'il n'y a point de véritable articulation entre les apophyſes tranſverſes des deux dernières vertèbres du dos & des deux dernières fauſſes côtes.

Ainſi , les deux dernières côtes ſont très-mobiles , & elles peuvent être abaiſſées par le ſacro-lombaire , par le très-long du dos quand il s'y attache , par le dentelé poſtérieur & inférieur , & par le triangulaire des lombes ; le diaphragme leur étant attaché par une grande expanſion aponévrotique , les ſuit dans leur mouvement.

Mais les dernières fauſſes côtes ont-elles autant de diſpoſition à être élevées que les autres ? Cela ne me paroît point ainſi. Il me ſemble même que les puiſſances par leſquelles elles ſont tirées en bas & en arrière , ſont plus grandes & plus fortes que le plan des muſcles intercoſtaux qui les élève , mais moins fortes que l'action totale des puiſſances qui élèvent toute la poitrine. D'ailleurs , quand même les muſ-

____

(a) *Pag.* 341. 342.

cles intercoftaux qui rempliffent l'intervalle de l'avant-dernière & de la dernière fauffe côte feroient plus foibles que les mufcles abaiffeurs de cette côte, les derniers étant dans un état de relâchement pendant que les premiers font en contraction, leur action élèvera les dernières fauffes jufqu'à ce qu'à leur tour le facro-lombaire, le triangulaire des lombes, le dentelé poftérieur fe contractent. Ce qu'il y a de certain, c'eft que ces côtes peuvent être portées en dedans & en dehors, & cette mobilité leur eft propre.

La fubftance des côtes eft fpongieufe comme celle des vertèbres; c'eft un affemblage de cellules qui font enveloppées d'une croûte de fubftance compacte, & cette croûte eft ordinairement plus épaiffe fur les côtes & au col de chaque côte, que dans aucun autre endroit.

Cette ftructure celluleufe rend difficile le traitement des caries des côtes. La férofité ou fanie qui découle de la carie, gagne de cellule en cellule, détruit peu à peu tout ce qu'elle touche, produit des callofités, fe fait jour jufques dans l'intérieur de la poitrine, & expofe les organes de la vie, non-feulement aux impreffions de l'air extérieur, mais même agit fur eux, & en détruit les fonctions.

Les côtes ont bien des ufages : comme

autant de remparts , elles défendent les
parties contenues dans la cavité de la poitrine ; elles font des leviers dont les mufcles de la refpiration fe fervent pour dilater & refferrer la poitrine , & pour fur-
monter le poids & la réfiftance des parties
dont la poitrine eft environnée.

Les côtes donnent attache à plufieurs
mufcles , tels que les grands dorfaux , les
mufcles du bas-ventre , les grands pectoraux , les petits pectoraux , les grands dentelés , les petits dentelés poftérieurs & fu-
périeurs , les petits dentelés poftérieurs &
inférieurs , les fcalènes , les facro-lom-
baires , les très-longs du dos , les intercoftaux externes, les intercoftaux internes,
les releveurs de Stenon , le diaphragme ,
les triangulaires des lombes , ceux du
fternum.

Les côtes donnent attache aux grands
dorfaux par la feconde , la troifième &
la quatrième des fauffes côtes; aux grands
obliques du bas-ventre , par les trois dernières vraies , & par toutes les fauffes ;
aux petits obliques , par toutes les fauffes
côtes ; aux tranfverfes , par toutes les
fauffes côtes , & par le cartilage de la
dernière des vraies; aux grands pectoraux,
par les cartilages de toutes les vraies côtes ;
aux petits pectoraux , par la troifième , la
quatrième & la cinquième des vraies

côtes; aux grands dentelés antérieurs, par toutes les vraies côtes, & par les supérieures des fausses côtes; aux dentelés postérieurs & supérieurs, par la troisième, la quatrième, la cinquième, & quelquefois la sixième des vraies côtes supérieures; aux dentelés postérieurs inférieurs, par les trois dernières des fausses côtes; aux scalènes, par la première, la seconde, & quelquefois la troisième vraie côte; aux sacro-lombaires, par les angles de toutes les côtes; aux très-longs du dos, par toutes les tubérosités; aux intercostaux externes, par les lèvres externes des bords de toutes les côtes; aux intercostaux internes, par les lèvres internes des bords de toutes les côtes; aux releveurs de Stenon, par les tubérosités; aux triangulaires du sternum, par les cartilages des quatre dernières vraies côtes; aux triangulaires des lombes, par la dernière & l'avant-dernière des fausses côtes; aux muscles du diaphragme, par les cartilages des deux dernières vraies côtes, & par les cartilages & les extrémités osseuses de toutes les fausses côtes; aux infracostaux (quand ils existent, car on ne les trouve pas toujours) par leurs faces internes.

CHAPITRE XV.

Ligamens des Côtes avec les Vertèbres.

LES côtes, ainsi qu'il a été dit ci-dessus, sont articulées avec les corps des vertèbres du dos, & avec les apophyses transverses de ces vertèbres.

L'extrémité de la tête de chaque côte est d'abord environnée d'une capsule membraneuse qui empêche la liqueur articulaire de s'épancher : cette capsule s'insère au contour de la double cavité dans laquelle j'ai dit que la tête de chaque côte étoit reçue.

Secondement, cette capsule est fortifiée par des fibres ligamenteuses très-courtes qui naissent, ainsi que la capsule, du contour de la tête de la côte, & s'insèrent au contour de la double cavité articulaire.

Troisièmement, deux trousseaux ligamenteux naissent des inégalités dont est recouverte la tête de chaque côte ; de ces deux trousseaux, l'un s'implante dans le corps de la vertèbre supérieure, l'autre dans celui de la vertèbre inférieure attenant l'articulation.

Quatrièmement, la tête de chaque côte est liée à l'apophyse transverse de chaque vertèbre par un ligament oblique interne ; il est attaché postérieurement à la partie supérieure de la tête de chaque côte ; il monte un peu de dedans en dehors, & se termine à l'apophyse transverse de la vertèbre supérieure : ce ligament sert uniquement à l'articulation de la tête de chaque côte. Tels sont les ligamens qui assujettissent la tête de chaque côte dans son articulation avec le corps de deux vertèbres. Passons à celui qui assujettit l'articulation de la tubérosité de chaque côte avec l'apophyse transverse de chaque vertèbre.

Ce ligament peut être appelé ligament oblique externe ; il naît de l'angle de chaque côte, & se termine à l'apophyse transverse de chaque vertèbre ; il est presque entièrement caché par les muscles releveurs de Stenon ; il en a la direction, & s'attache aux mêmes endroits : peut-être n'est-il qu'une partie de ces muscles, mais la tubérosité de la côte est maintenue dans son union par un trousseau de fibres ligamenteuses très-courtes ; ces fibres s'attachent d'une part à la tubérosité de la côte, & d'autre part à l'apophyse transverse.

Le ligament triangulaire des lombes a été indiqué ci-dessus, ainsi que les ligamens

mens qui affujettiffent les cartilages dans leur union avec le fternum.

La capfule articulaire de chaque côte, & les ligamens qui les fortifient, doivent leur foupleffe à des grains glanduleux renfermés dans la cavité de la capfule de l'articulation de chaque côte avec les vertèbres, & dans celle de la tubérofité des côtes avec les apophyfes tranfverfes des vertèbres. Cette foupleffe eft encore entretenue par une fubftance graiffeufe, placée aux environs de chaque articulation.

CHAPITRE XVI.

Côtes furnuméraires. Côtes foudées les unes avec les autres.

J'AI dit ci-deffus que la partie poftérieure de la côte, depuis l'angle jufqu'à la tête, & la tête elle-même, eft plus dure & plus épaiffe que la partie antérieure & moyenne de la côte. Cette vérité étoit connue de Vefale (*a*), & n'a pas été omife par M. Weitbrecht (*b*) ; mais cette partie

(a) *Pag.* 90.
(b) *Act. petropol. V. pag.* 240.

Partie III.   E

de chaque côte comprise entre l'angle &
la tête, s'élargit & se racourcit un peu
dans les côtes inférieures. Cette diminution successive est représentée dans les
planches de MM. Cheselden (*a*) & Weitbrecht (*b*). Certaines côtes ont leur bord
inférieur plus tranchant que certaines autres, telles font la septième, la huitième,
la neuvième.

Le nombre de douze côtes n'est pas
tellement constant, qu'il ne se présente
plusieurs sujets dans lesquels on en trouve
onze, pendant que dans d'autres le nombre des côtes est de treize de chaque côté :
cette treizième côte est regardée comme
surnuméraire.

Il arrive souvent que quand on croit
qu'il n'y a qu'onze côtes, on en trouve une
douzaine : en disséquant les muscles scalènes, on trouve un os qui ressemble un
peu à une côte, qui en prend la direction,
& qui, ainsi que les côtes, est attaché
à une vertèbre. Cette petite côte surnuméraire ne va pas jusqu'au sternum ; assez
souvent son extrémité antérieure est en
l'air, ou est attachée par un prolongement
membraneux à la première côte ; son ex-

(a) *Planch. XIV. XV.*
(b) *Fig. 1, 2, de la Planche IX.*

trémité postérieure est articulée quelquefois avec le corps & avec l'apophyse transf-
verse de la dernière vertèbre du col ; d'autres fois avec l'apophyse transverse seulement. Mais le plus ordinairement elle
prend naissance de l'apophyse transverse
de l'avant-dernière des vertèbres du col :
je l'ai quelquefois trouvée soudée antérieurement avec la première côte. Ordinairement cette petite avance osseuse fait la treizième côte, appelée la côte surnuméraire.
Galien (*a*), Sylvius (*b*), Columbus (*c*),
Rioland (*d*), Winslow (*e*), Morgagni (*f*),
Diermerbroek (*g*), Marchettis (*h*), ont
trouvé des sujets qui n'avoient que onze
côtes ; mais on en trouve plus fréquem-
ment treize que onze ; & cette vérité étoit
connue à Galien, à Vesale, à Fallope,
à Rioland & aux Anatomistes les plus cé-
lèbres qui ont décrit la structure des côtes.
J'ai plusieurs fois apperçu ces variétés,
ainsi que M. Hunauld, qui en a fait graver

(a) *Admiss. anat. l. VIII.*
(b) *Pag. 263.*
(c) *De off. c. 8.*
(d *De off. p. 499.*
(e) *Pag. 636.*
(f) *Advers. p. 68.*
(g) *Pag. 547.*
(h *Pag. 64.*

quelques-unes qu'il a communiquées à l'Académie des Sciences. Nous avons vu les tubérosités des côtes s'articuler avec les apophyses transverses ; mais les facettes articulaires de ces tubérosités n'ont pas exactement la même situation dans toutes les côtes indifféremment ; aux côtes supérieures les facettes articulaires occupent le bas de la tubérosité ; aux côtes moyennes elles sont placées sur le milieu de la tubérosité ; aux côtes inférieures elles sont situées à la partie supérieure de la tubérosité. Les fausses côtes, excepté les dernières, sont attachées à toute la longueur des apophyses transverses, comme si elles y étoient collées. Cela dépend de ce que leurs extrémités postérieures, depuis la tubérosité de la côte jusqu'à la tête, sont plus courtes & plus courbées qu'aux supérieures.

Le lecteur Protophanes, dans Pausanias (a), avoit toutes les côtes soudées les unes avec les autres : ainsi sa poitrine devoit ressembler à la moitié d'un petit tonneau scié obliquement. Columbus (b) & M. Monn (c) ont observé deux côtes soudées. M. Haller prétend que cela vient de

---

(a) *Lib. I*, p. 63.
(b) *Pag.* 263.
(c) *Of the bones*, n. 239.

ce que les cartilages s'ossifient. Mais j'ai trouvé, sur deux à trois fœtus, les trois premières côtes soudées dans toute la longueur de leurs parties osseuses. Dans l'un de ces fœtus, les deux côtes moyennes étoient aussi soudées ensemble, & n'en faisoient qu'une. M. Hunauld conservoit dans son cabinet un squelette de fœtus dans lequel les cinq premières côtes étoient soudées. Ces observations prouvent que la soudure des côtes se fait par la partie osseuse même des côtes ; mais il y a lieu de croire que cette structure dépend du premier dévelopement des côtes, & que, dans le fœtus dont je viens de parler, les côtes que j'ai trouvées soudées n'avoient jamais été séparées.

CHAPITRE XVII.

Développement des Côtes surnuméraires.

IL y a long-temps, dit M. Hunauld (a), qu'on a remarqué de la variété dans le

______

(a) *Mém. de l'Acad. Royale des Sciences,* année 1740, pag. 377.

E iij

nombre des côtes. Ceux qui ont fait des Livres d'anatomie sans avoir beaucoup disséqué, ne parlent pas comme d'une chose rare de deux côtes de plus ou de moins. Galien dit qu'il s'en trouve fort rarement treize pour un côté, & qu'il est encore plus extraordinaire qu'il n'y en ait que onze. Columbus, dans son premier Livre de *Re anatomica*, assure en parlant du nombre des côtes, qu'il ne lui est arrivé qu'une seule fois de n'en trouver que onze : *Undecim mihi semel tantùm dinumerare licuit*, & que c'étoit la première fois qu'il démontroit l'anatomie à Padoue, à la place de Vesale. Le même Columbus, dans son quinzième Livre, dit avoir trouvé 22, 25 & 26 côtes. Valverda dit avoir toujours trouvé 24 côtes, excepté dans le cadavre d'une femme que Columbus disséquoit à Pise, & qui en avoit treize d'un côté. Rioland dit avoir vu dans quelques squelettes onze côtes de chaque côté, & dans d'autres treize. Bartholin fait mention d'un cadavre qui avoit onze côtes d'un côté & douze de l'autre. Diermerbroek, en 1642, ne trouva dans le cadavre d'un soldat françois que 22 côtes. Fallope & Picolomini ont trouvé chacun dans deux sujets 26 côtes. Bohninson en a trouvé le même nombre une seule fois. Dans le catalogue d'un nombre prodigieux de pièces

que M. Ruyſch avoit ramaſſées de toutes
parts , il n'eſt parlé que d'un ſeul ſujet qui
eût 26 côtes. Dans le neuvième volume des
Acta Medicorum Berolinenſium , il eſt rap-
porté qu'en 1720 on avoit ouvert le cadavre d'un vieillard qui avoit treize côtes
d'un côté.

On conçoit facilement comment un
homme peut n'avoir que 22 à 23 côtes.
J'ai le ſquelette d'un adulte dans lequel la
première côte de chaque côté , bien formée poſtérieurement , & articulée avec la
première vertèbre du dos , vient ſe joindre
& ſe confondre avec la ſeconde côte , qui
par cette union devient plus large qu'elle
n'eſt ordinairement. En regardant ce ſquelette par les côtés ou par la partie antérieure, on ne voit que 22 côtes. M. Morgagni, & Fantomes, dans ſon Commen-
taire ſur l'Epitome de Veſale , parlent de
confuſions de côtes à peu près pareilles.

De ces dernières obſervations on peut
concevoir comment le nombre ordinaire
des côtes peut être diminué ; il ſuffit pour
cela que deux à trois côtes n'en faſſent
qu'une. De plus , bien des cauſes peuvent
s'oppoſer au développement d'une ou pluſieurs côtes. M. Hunauld expoſe enſuite,
d'après l'obſervation, de quelle manière
ſe développe la treizième côte.

Il n'eſt plus conteſté que, dans les jeunes

sujets, la masse osseuse qui compose les apophyses des vertèbres du col, est unie au corps des vertèbres par un cartilage qui disparoît avec l'âge. La portion antérieure de cette masse commune des apophyses se partage en deux espèces d'arcs, l'un antérieur, l'autre postérieur, qui en croissant vont à la rencontre l'un de l'autre, en formant par leur union l'apophyse transverse & le trou dont elle est percée. Au lieu de l'arc antérieur, on voit à la septième vertèbre, dans la plupart des sujets, une pièce osseuse particulière qui ne fait point corps avec le reste des apophyses, & qui est unie par un cartilage avec le corps de la même vertèbre. Cette pièce osseuse comme une pièce de traverse, n'est point disposée en arc, elle va tout droit horizontalement : si elle est rencontrée & bornée dans son accroissement par l'arc postérieur, elle s'unit avec lui, moyennant un cartilage qui s'ossifie avec le temps. En s'unissant & se soudant avec cet arc postérieur, elle forme avec lui une apophyse transverse telle que celle des autres vertèbres du col, & qui comme elles est percée d'un trou. Mais si cette pièce de traverse augmente avec promptitude, & si elle n'est point bornée par l'arc postérieur, elle passe au-delà, elle se tend & prend la forme d'une côte : alors l'arc postérieur n'a que la figure d'une apophyfe tranfverfe, telle que celles des vertèbres du dos. On comprendra faci- lement ce que M. Hunauld vient d'avan- cer, en confultant les figures qu'il a don- nées de ce développement, ou en exami- nant plufieurs fquelettes de petits enfans qui n'ont vécu que quelques mois, quoique dans quelques enfans de fix à fept ans on puiffe appercevoir la même chofe.

J'ai préparé plufieurs fquelettes dans lef- quels la pièce offeufe dont M. Hunauld vient de parler, déborde l'arc poftérieur de quelques lignes; d'autres où elle dé- borde davantage, & d'autres où la côte eft toute formée. Ainfi il paroît que la côte furnuméraire dépend de la façon dont la pièce offeufe qui doit former l'arc anté- rieur de l'apophyfe tranfverfe de la dernière vertèbre, & quelquefois de la fixième, rencontre l'arc poftérieur. Si elle déborde cet arc, elle devient côte, & l'arc pofté- rieur eft formé, ainfi que je viens de le dire, de la même façon que les apophyfes tranfverfes des vertèbres du dos. Cette côte étant remuée, le cartilage qui devoit la fouder avec le corps des vertèbres, & celui qui devoit la fouder avec l'arc pofté- rieur, reftent flexibles. Si cette pièce eft arrêtée par l'arc poftérieur, voilà une apo- physe tranfverfe formée comme les autres vertèbres du col, & voilà un trou dont

elle fera percée ainfi que les autres vertèbres du col.

L'idée que M. Hunauld vient de pro-
pofer étant fondée fur des obfervations
réitérées que j'ai faites plufieurs fois avec
lui, (car j'ai préparé de ma main les
fquelettes fur lefquels ces objets s'apperçoivent), les côtes furnuméraires appartiennent prefque toujours à la dernière
vertèbre du col, ou fi l'on veut, la côte
furnuméraire doit toujours être la première
côte ; alors il y aura treize vertèbres au
dos, & il n'y en aura que fix au col : c'eft
auffi ce qu'on voit dans les fquelettes de
M. Hunauld, où il y a 26 côtes.

Il paroît encore, par les obfervations
précédentes, que les côtes qui excèdent
le nombre de vingt-quatre, ne peuvent
être que la fuite d'un développement particulier, & qu'elles n'exiftent pas dans le
germe. En effet on a vu, par les obfervations de tous les Anatomiftes cités ci-
deffus, qu'il y a quelquefois une côte de
plus de chaque côté ; que quelquefois il
y a une côte de plus à un feul côté ; que
quelquefois dans les adultes, où toutes les
parties qui exiftent naturellement ont
acquis toute leur étendue & tout leur
développement, une des ces côtes furnuméraires eft parfaite, & l'autre im-
parfaite.

Il paroît que M. Hunauld doute s'il existe ou s'il n'existe pas des muscles intercostaux entre cette côte surnuméraire & entre la première côte ordinaire ; mais je puis assurer qu'il y a au moins un plan musculeux qui, par sa direction & ses attaches, ressemble aux muscles intercostaux. Il m'a paru qu'il ne s'avançoit pas beaucoup ; il finit, autant que je puis me le rappeler, vers le milieu de la côte surnuméraire.

M. Cheselden représente une treizième côte articulée avec la première vertèbre des lombes. Je n'ai jamais vu cette structure ; j'ai toujours vu la treizième côte articulée avec l'avant-dernière, & d'autres fois avec la dernière vertèbre du col : mais j'ai trouvé une fois quinze côtes pour un seul côté de la poitrine. Elles étoient attachées postérieurement par une tête commune, & à peu de distance de l'apophyse transverse : elles se séparoient & alloient se terminer au sternum.

J'ai dit, en parlant de la dernière vertèbre du col, que la tête de la première côte s'articuloit quelquefois avec cette vertèbre par une portion de sa tête. Sylvius a vu la première côte articulée uniquement avec cette vertèbre, & je crois avoir apperçu deux à trois fois cette structure. M. Cheselden, planche XIX, représente la première côte articulée avec la dernière

vertèbre du col & avec la première vertèbre du dos.

CHAPITRE XVIII.

Mouvement des Côtes.

MONSIEUR SENAC (*a*) avance avec
raison que les intervalles qui séparent
les côtes n'augmentent pas tous également dans l'inspiration, & que ceux qui
séparent les quatre premières des vraies
côtes, augmentent plus que les autres.
Cette vérité, qui est fondée sur l'observation, nous prouve qu'il y a quelques différences entre l'inspiration des oiseaux, &
entre l'inspiration telle qu'elle s'exécute
dans l'homme. Fabricius a remarqué le
contraire dans les oiseaux ; il a observé
que les intervalles inférieurs, dans ces animaux, deviennent plus grands dans l'inspiration, que ceux qui séparent les premières côtes : cela vient peut-être en partie de ce que, dans ces animaux, les parties
osseuses des côtes s'avancent jusques au
sternum.

(*a*) *Mém. de l'Acad.* année 1724, *p.* 245.

Par le mouvement des côtes & du sternum, la poitrine est dilatée de devant en arrière, d'un côté à l'autre, & de haut en bas. Cette vérité est suffisamment prouvée par l'observation, & par tout ce que Borelli (a), Bellini (b), Havers (c), MM. Winslow (d), Senac (e), & plusieurs autres, ont proposé sur cette matière.

Presque toutes les côtes montent, par leurs parties antérieures & par leurs parties postérieures, dans l'inspiration ; mais, comme le remarque M. Senac, leurs parties antérieures montent beaucoup plus sensiblement que les postérieures ; leur bord inférieur se jette un peu en dehors ; leur union aux vertèbres est telle, qu'elle leur permet de monter, & ne leur permet pas de descendre d'abord qu'elles sont arrivées au terme de leur chûte dans l'expiration.

Si l'on suppose que les muscles intercostaux agissent sur les côtes, ces muscles, secondés des releveurs de Sténon,

____

(a) *Pr. LXXXV. ad XC.*
(b) *Lemmat. ante l. de urin. & pulf.*
(c) *De offibus.*
(d) *Mém. de l'Acad. 1720,*
(e) *Effais de Physique. Mém. de l'Accad.* année 1724.

éleveront les extrémités vertébrales des côtes. Ces extrémités ſont peu éloignées du point d'appui , & par conſéquent leur élévation poſtérieurement eſt très - peu ſenſible. Mais , quelque petite qu'on la ſuppoſe en cet endroit, elle deviendra fort grande à l'extrémité de la côte ; car , quelque petit que ſoit le mouvement d'un levier auprès de l'extrémité par laquelle il eſt fixé ſur un plan , il eſt néanmoins fort grand à l'extrémité oppoſée.

En ſecond lieu , les cartilages s'éleveront avec un peu plus d'aiſance que les extrémités poſtérieures , parce qu'ils ne ſont liés au ſternum qu'en un endroit , au lieu que les extrémités poſtérieures ſont attachées aux corps & aux apophyſes tranſverſes des vertèbres. Malgré cela , l'aſcenſion des cartilages ne ſera pas bien conſidérable , parce qu'ils ne ſont tirés en haut que par un des plans des muſcles intercoſtaux. En s'élevant , ils feront un angle plus ouvert avec le ſternum , & leurs extrémités ſternales rouleront un peu de haut en bas dans les cavités latérales du ſternum.

La partie moyenne de la côte ſera élevée pareillement , & avec d'autant plus de force que les puiſſances & la direction par laquelle ces puiſſances agiſſent , ſont très-éloignées des points d'appui , c'eſt-à-dire du sternum & des vertèbres ; par conséquent les intervalles des côtes, d'obliques qu'ils sont dans l'abaissement des côtes, deviendront droits ; par conséquent les distances perpendiculaires des côtes seront augmentées ; en même temps elles s'éloigneront du plan du médiastin, & leurs extrémités antérieures marcheront un peu en avant ; par conséquent le diamètre de la poitrine sera augmenté d'un côté à l'autre, & de devant en arrière ; il sera augmenté de devant en arrière, puisque, à mesure que les côtes s'élèvent, leurs extrémités sternales font un pas en avant ; il sera augmenté d'un côté à l'autre, puisque la partie moyenne des côtes se porte un peu en dehors, & que leur partie la plus convexe se développe, & s'étend à mesure qu'elle s'élève.

Plusieurs, il est vrai, nient que les côtes poussent le sternum. Mais, pour se convaincre que le sternum remue, il ne faut que des yeux pour voir les extrémités sternales des côtes devenir plus antérieures ; il suffit de placer une côte sur un plan dans la situation oblique dans laquelle elle est dans la poitrine, de l'élever un peu antérieurement, & de mesurer le chemin qu'elle décrit en s'élevant. Or, si les extrémités des côtes s'avancent un peu en s'élevant, il est donc nécessaire que le sternum foit un peu pouffé en devant, & élevé lui-même ; mais ce mouvement du fternum eſt le mouvement commun de toute la poitrine ; la première côte ſe remue un peu avec lui : ces deux os, c'eſt-à-dire le fternum & la première côte, n'ont pas de mouvement propre.

Ainſi la poſition oblique des côtes aux vertèbres, leur ſituation preſque horizontale, leur figure en demi-cercle, leur double direction, leur longueur, leur nombre, leurs attaches au fternum par le moyen de leurs cartilages, les rendent propres à dilater la poitrine en tous ſens : remués par les muſcles de l'inſpiration, leurs extrémités antérieures ſe lèvent ; leurs cartilages, preſſés & élevés, pouſſent & élèvent le fternum, & dilatent la poitrine en devant ; mais en même temps leurs bords inférieurs, à meſure qu'ils s'élèvent, ſont portés en dehors : les côtes dilatent donc la poitrine ſur les côtés, & un peu en arrière.

La poitrine eſt dilatée en bas par le diaphragme, dont les flancs ou les aîles s'abaiſſent quand ce muſcle ſe contracte, & il ſe contracte toujours dans l'inſpiration.

Les cartilages n'oppoſent de réſiſtance & n'ont d'élaſticité qu'autant qu'il eſt néceſſaire pour abaiſſer les côtes, d'abord

que les puissances qui les tiennent élevées
cessent d'agir. Car tel est le caractère de
ces cartilages, qu'ils cèdent sans peine à
la puissance qui les presse : cette puissance
est l'extrémité de chaque côte, qui, en
s'élevant, presse le cartilage en le poussant
vers le sternum ; ils ont une disposition
admirable à être fléchis en tous sens ; mais
d'abord que la puissance qui maîtrisoit
leur élasticité cesse d'agir, ils se débandent
aussi vîte que la corde d'un arc.

Pour peu qu'on ait une juste idée de la
position oblique des côtes, on concevra
aisément qu'elles ne peuvent s'élever sans
presser chaque cartilage suivant l'axe de
sa longueur ; & le degré de compression
que reçoit le cartilage, est en proportion
avec le degré d'élévation de la côte. Les
cartilages ne sauroient être comprimés
sans faire un certain effort pour se rétablir, & ils ne peuvent se rétablir sans agir
sur les côtes ; les côtes livrées à leur poids,
& au ressort des cartilages, cèdent & descendent. L'action des côtes & des cartilages est donc réciproque ; les côtes s'élevant, pressent les cartilages, & les cartilages, à leur tour, abaissent les côtes :
les cartilages sont donc passifs dans l'inspiration, & actifs dans l'expiration. Cependant le ressort des cartilages n'est pas
la seule puissance qui abaisse nos côtes

aussi vîte que nous les sentons s'abaisser ;
le poids lui-même de la côte , celui des
parties molles attachées aux côtes , le ressort & la résistance des ligamens , plusieurs
puissances musculeuses y contribuent.

CHAPITRE XIX.

Observations & réflexions sur quelques maladies des Côtes.

LES côtes se fracturent : ces maladies ne
sont pas rares ; mais il faut convenir qu'elles
ne sont pas si fréquentes que le pense le
vulgaire , qui s'en laisse souvent imposer
par des gens auxquels il a la simplicité
de s'en rapporter , au mépris de la Chirurgie & de la Médecine. Voici une observation de deux côtes fracturées , qui , par
sa singularité , mérite d'être rapportée :
elle est de mon frère le Médecin.

Un jeune homme reçut un coup de
pistolet tiré de très-près , & uniquement
chargé à poudre : ce coup le renverse par
terre , & il meurt presque sur le champ.
L'on examine le cadavre , & l'on n'y
trouve aucune contusion à l'extérieur , ni
aucune plaie ; on l'enterre. Les Juges du
lieu , informés de cet accident , voulurent ,

par une perquisition plus exacte, connoître quelle pouvoit être la cause de la mort
de ce jeune homme.

On en fit donc l'ouverture en présence
de mon frère. On lui trouva, sans qu'il y
eût aucune contusion à l'extérieur, deux
côtes fracturées, & les éclats d'une de
ces côtes perçoient une des cavités du
cœur. Je pense que la raison pourquoi
le coup ne causa aucune contusion, c'est
que la mort survint trop vite : la circula-
tion ayant été arrêtée tout-à-coup par
l'ouverture du cœur, il ne se fit point
d'effusion de sang dans l'endroit frappé
de la bourre du pistolet ; il ne survint
point d'emphyseme, parce que la respiration cessa tout-à-coup.

A l'occasion d'une ou plusieurs côtes
fracturées, il survient ordinairement emphyseme quand la plèvre est déchirée,
soit que le poumon soit affecté, soit qu'il
ne le soit pas. Il survient emphyseme quand
le poumon est blessé, parce que les puissances qui, dans le temps de l'expiration,
expriment l'air contenu dans le poumon,
le poussent aussi fortement par l'ouverture
faite à la membrane & aux cellules du
poumon, que vers la trachée-artère. C'est
pourquoi il n'est pas rare de voir l'air
s'épancher dans le tissu cellulaire, & se
répandre quelquefois dans toutes les par-

ties du corps. Dans les premières années de mes exercices anatomiques, un cheval, après une chûte, devint, dans trois heures de temps, emphyſémateux juſqu'aux oreilles ; il ſembloit que tout ſon corps eût éte ſoufflé : on l'ouvrit ; on lui trouva deux côtes fracturées. Il ſurvient emphyſeme, quoique le poumon ne ſoit point offenſé, parce qu'il y a de l'air entre le poumon & entre les côtes : c'eſt une erreur de croire que les poumons ſoient toujours appliqués à la ſurface intérieure de la plèvre ; je me ſuis convaincu de cette vérité en réitérant avec M. Bremond les expériences de M. Hoaſton.

L'air contenu dans l'intervalle qui ſépare le poumon de la ſurface intérieure de la plèvre étant fortement comprimé par la chûte des côtes, s'inſinue dans le tiſſu cellulaire qui lui eſt ouvert par la plaie que la côte fracturée a faite dans la plèvre, & produit un emphyſeme. Mais un tel emphyſeme doit être bien moins grand que celui qui arrive lorſqùe le bout de la côte a fait une plaie dans la ſubſtance du poumon.

L'emphyſeme peut auſſi être produit par une cauſe intérieure, ainſi qu'il arrive, lorſqu'à la ſuite des pleuréſies il ſe forme un dépôt qui ſe fait jour dans la cavité de la poitrine, & à la ſuite des pleuro-péripneumonies ; dans ce dernier cas la membrane des poumons se colle avec la plèvre ; elle se détruit par la suppuration , & l'air qui distend les cellules du poumon pénètre dans la cavité de l'abcès , & de cette cavité dans les cellules du voisinage.

Dans la paracentèse de la poitrine , il faut diriger le tranchant de l'instrument , autant qu'il est possible , vers le bord supérieur de la côte inférieure ; car , ainsi que nous l'avons dit , le trou du nerf & de l'artère rampe le long de la lèvre interne du bord inférieur de chaque côte.

Les dépôts qui se forment sur les côtes doivent être ouverts le plus tôt qu'il est possible ; car , dans très - peu de temps , le pus qui devient âcre par son séjour , attaque la substance des côtes : cette substance est spongieuse ; elle se carie aisément , & la carie y fait des progrès rapides. Il en est de même des tumeurs placées sur les côtes , il ne faut pas tarder à les enlever ; le mouvement continuel des côtes donne de la malignité aux liqueurs dont la tumeur est abreuvée, & ces liqueurs âcres & corrosives ne tardent pas à attaquer la substance des côtes.

Il est extrêmement rare que les côtes soient enfoncées : plusieurs Auteurs pensent que l'enfoncement des côtes sans fracture est impossible. Quand il y a fracture avec enfoncement, on ne peut réduire les parties enfoncées qu'en ouvrant les ligamens, & en retirant enfuite avec un inftrument convenable les extrémités fracturées, jufqu'à ce qu'on les ait placées de niveau. Quoiqu'il y ait fracture, fi l'on obferve que les deux extrémités fracturées font de niveau, la fracture eft réduite; il ne s'agit que de prévenir l'inflammation, &, quand elle fe déclare, de la diffiper par des faignées abondantes, par un régime févère, & par de fréquentes fomentations réfolutives.

Les cartilages des côtes ont la propriété de réfifter aux efforts & aux coups des corps les plus durs; mais ils ne font point à l'épreuve des inftrumens bien tranchans. L'expérience ne prouve que trop cette trifte vérité; &, pour comble de malheurs, c'eft que l'inftrument qui les a coupés, ne laiffe fouvent après lui aucune trace ni aucun veftige fenfible de la plaie; les deux bouts coupés s'affrontent l'un contre l'autre; le fang qui découle des vaiffeaux intérieurs coupés, remplit la cavité, & étouffe en peu de temps le malade. La fonde elle-même, dans ces cas, eft une foible reffource pour découvrir fi la plaie eft pénétrante ou non; elle ne ferviroit même qu'à induire en erreur, fi de ce que l'on ne peut la faire avancer jusques dans la poitrine, on concluoit que la plaie n'est pas pénétrante. Ce sont les signes rationels qui, dans ces circonstances, doivent être examinés avec une scrupuleuse attention : sans eux les signes physiques nous font illusion, & nous exposent à des méprises humiliantes pour nous & funestes aux malades.

Entre les cartilages l'on apperçoit une membrane élastique ; elle est attachée d'une part au bord inférieur d'un cartilage, & d'autre part au bord inférieur du cartilage voisin. Cette membrane ligamenteuse recouvre les muscles intercostaux & se prolonge jusqu'au sternum ; elle s'avance même le long des côtes, & sépare le plan des intercostaux internes du plan des intercostaux externes.

CHAPITRE XX.

Du Sternum.

LE sternum est un os long, applati de devant en arrière ; il est situé obliquement à la partie antérieure de la poitrine, de façon que son extrémité supérieure fait le haut & le devant de la poitrine, & que son extrémité inférieure en termine le bas

& le devant. Le sternum a deux faces, deux bords ou côtés, & deux extrémités; son extrémité supérieure est inclinée vers les vertèbres inférieures, regarde obliquement en bas & en devant; l'une des faces est externe, l'autre interne; l'une & l'autre est un peu concave ou enfoncée dans sa longueur; elle est aussi toute couverte de petites inégalités & de petites cavités. On y remarque quelquefois des trous incomplets; d'autres fois on y voit des trous entiers qui percent l'os de part en part.

L'extrémité supérieure est plus grosse que l'inférieure; elle est surmontée de deux éminences peu éloignées l'une de l'autre. L'espace qui est entre ces éminences est appelé par quelques-uns la fourchette; cette extrémité est légèrement convexe d'un côté à l'autre, & légèrement concave de haut en bas. A la base & au côté externe de chaque éminence, on remarque une empreinte ou une grande cavité articulaire, arrondie irrégulièrement, triangulaire, horizontale & oblique, dans laquelle est reçue l'extrémité antérieure de la clavicule.

Au dessous de cette empreinte articulaire, l'extrémité supérieure de l'os se rétrécit, l'os se dilate de nouveau, se répand en longueur & en largeur; vers le bas il se rétrécit de nouveau, & se termine enfin

par

par une extrémité grêle & pointue , quelquefois applatie & tranchante comme la
lame d'un couteau émoussée , quelquefois
divisée en deux éminences pointues comme
les doigts d'une fourchette. On appelle
cette extrémité du sternum , appendice
xyphoïde ou cartilage xyphoïde ; la dénomination de cartilage ne lui convient
que dans la jeunesse ; car dans la vieillesse ,
& même dans l'âge parfait , cette appendice est tout-à-fait osseuse. L'appendice du
sternum varie beaucoup en figure & en direction ; quelquefois elle est plus ou moins
dirigée en devant, d'autres fois en arrière,
quelquefois vers l'un ou l'autre côté ; quelquefois elle est bifurquée , quelquefois
percée.

Les côtés du sternum ne descendent
pas, suivant une ligne droite , depuis le
haut du sternum jusqu'en bas ; les rétré-
cissemens de tout le corps de l'os supposent
nécessairement des côtés plus enfoncés &
plus élevés en certains endroits qu'en d'autres. Chaque côté est creusé de sept fossettes, dans lesquelles sont reçues les extrémités antérieures des cartilages des vraies
côtes. La fossette qui reçoit le cartilage de
la première côte est plus grande que les
autres ; elle est oblongue, plus large en
haut qu'en bas. Les autres se ressemblent

Partie III.   F

tellement, qu'il n'y a rien de particulier
à y obſerver.

Voilà ce que nous avions à propoſer ſur
le ſternum, conſidéré comme un os d'une
ſeule pièce. Mais comme, toujours dans
la jeuneſſe, ſouvent dans l'âge parfait,
quelquefois même dans la vieilleſſe, le
ſternum eſt diviſé en trois os différens, il
nous reſte à examiner & à décrire les trois
différentes pièces dont il eſt compoſé.

CHAPITRE XXI.

Des trois Os du Sternum.

ILS ſont placés de ſuite l'un ſur l'autre; le
premier ou le ſupérieur eſt placé à la partie
ſupérieure & antérieure de la poitrine. Le
ſecond eſt ſitué au bas du premier; il occupe la région antérieure & moyenne de
la poitrine; il s'étend bien avant dans la
région inférieure. Le troiſième ou l'inférieur, eſt ſitué à la partie inférieure &
antérieure de la poitrine.

Le premier ou le ſupérieur, eſt le plus
gros des trois; l'inférieur eſt le plus petit,
il eſt appelé appendice xyphoïde : l'os du
milieu eſt le plus grand. Le ſupérieur approche de la figure d'un cœur; il a deux

extrémités, une supérieure, qui est la plus grosse, & une inférieure ou petite. La plus grosse, placée en haut, peut être appelée la base de cet os; elle est articulée avec les deux clavicules : l'inférieure est jointe avec la partie supérieure du second os, par l'interposition d'une substance cartilagineuse, qui diminue d'épaisseur à mesure qu'on avance en âge, & qui, dans la vieillesse, devient tout-à-fait osseuse. De chaque côté de l'extrémité inférieure, on observe une demi-cavité, qui, jointe à une demi-cavité semblable, creusée sur le côté de l'extrémité supérieure du second os, forme une fossette entière, dans laquelle est reçu le cartilage de la seconde des vraies côtes. On peut encore distinguer, dans ce premier os, deux faces & deux côtés des deux faces; l'une est antérieure ou externe, l'autre est postérieure ou interne : dans l'un & l'autre côté on observe une empreinte articulaire pour la clavicule, & une cavité pour le cartilage de la première côte. Mais cette structure ayant déja été décrite quand nous avons parlé du sternum comme d'un seul os, je ne m'arrêterai pas à en dire davantage, afin d'éviter les répétitions.

Le second os ou l'os du milieu est le plus long & le plus large; il a deux faces, deux extrémités & deux côtés; il s'unit, par son extrémité inférieure, avec la partie

supérieure du troisième os. De chaque côte
de cette extrémité on observe une demi-
foffette, qui, fe joignant à une demi-foffette femblable, pratiquée à côté de la
partie fupérieure du troifième os, forme
une foffette entière pour recevoir le cartilage de la feptième des vraies côtes; il
eft uni, ainfi que je l'ai dit ci-deffus, par
fon extrémité fupérieure avec l'extrémité
inférieure du premier os. De chaque côté
de fon extrémité fuperieure, s'obferve une
demi-foffette qui, jointe avec celle dont
nous avons fait mention en parlant de
l'extrémité inférieure du premier os, forme
une foffette entière pour recevoir le cartilage de la feconde côte.

Chaque côte de ce fecond os parcourt
prefque toute la longueur de l'os, & eft
creufé de quatre cavités ou foffettes, dans
lefquelles font reçus les cartilages de la
troifième, quatrième, cinquième & fixième
vraie côte.

Le troifième & le dernier des os du
fternum eft connu fous le nom d'appendice xyphoïde : nous avons parlé de fa
figure & des variétés fous lefquelles cet os
fe préfente dans les différens fujets. Cette
appendice eft articulée avec l'extrémité
inférieure du fecond os ; cette articulation
difparoît fouvent dans l'extrême vieilleffe ;
mais elle fubfifte plus long-temps que celle

qui unit le premier os avec le second.
L'appendice a deux extrémités, deux faces
& deux côtés : l'extrémité supérieure est
jointe avec l'extrémité inférieure du second
os, & présente de chaque côté une demi-
fossette, dans laquelle est reçue la moitié
de l'extrémité du cartilage de la septième
des vraies côtes. L'extrémité inférieure se
présente sous différentes formes ; communément elle est aiguë & tranchante ; les
côtés sont applatis & tranchans.

La région dans laquelle est située l'appendice, est appelée vulgairement le creux
de l'estomac, en latin *præcordia*, *scrobicu-*
lus cordis ; ces dénominations latines,
toutes impropres qu'elles sont, ont quelque
fondement. Les coups, les chûtes, des
efforts violens, excitent quelquefois dans
cette partie des douleurs cruelles & des
symptômes très-fâcheux. L'on tient vulgairement bien des propos, enfantés par
l'ignorance, sur la chûte de l'appendice
xyphoïde ; on la regarde comme un os
qui peut se déplacer aisément : un vomis-
sement, dit-on, continuel, est l'effet de
la chûte ou du déplacement de cet os ; le
peuple le croit ainsi : bien des gens, abu-
sant de sa crédulité, s'érigent en Chirurgiens, &, touchant, quelquefois assez
grossièrement, la partie malade, préten-
dent faire disparoître, comme par en-

chantement, les maux dont elle est attaquée.

Une connoissance exacte de la structure peut seule nous faire apprécier la valeur de ces bruits, qui ordinairement ne séduisent que le peuple. Quoiqu'elle ne les autorise pas tous, cependant elle n'y est pas entièrement contraire ; je ne vois rien qui empêche, dans les jeunes personnes, l'appendice d'être poussée en dedans par un coup violent. Mais, de même que ce seroit une témérité de nier toutes les histoires que l'on débite sur ces sortes d'accidens, il ne seroit pas moins absurde de les admettre toutes sans exception.

Pour placer le sternum dans sa situation, il faut mettre en haut la grosse extrémité, & sa convexité en devant. La substance du sternum est presque toute spongieuse ; il est uni avec les clavicules par les deux grandes facettes articulaires que nous avons remarquées sur son extrémité supérieure, & un peu latéralement ; il est aussi uni avec tous les cartilages des vraies côtes par les quatorze fossettes que nous avons dits être creusées sur la longueur de ses côtes.

Il donne insertion à plusieurs petits ligamens courts, dont plusieurs fibres se croisent, & qui servent à affermir son union avec les cartilages des côtes & avec les clavicules ; il donne aussi attache à plusieurs muſcles tels que les ſterno-maſtoïdiens, les ſterno-hyoïdiens, les grands pectoraux, les ſterno-coſtaux ou triangulaires du ſternum, le diaphragme, les petits obliques, les tranſverſes & les muſcles droits du bas-ventre.

Il donne attache au ſterno-maſtoïdien, par les deux tubéroſités que nous avons obſervées à ſon extrémité ſupérieure ; aux muſcles ſterno-hyoïdiens & ſterno-tyroïdiens, par le bord interne de ces tubéroſités ; aux grands pectoraux, par ſes deux côtés ; aux ſterno-coſtaux ou triangulaires du ſternum, par la partie inférieure de ſa face interne, & par l'appendice xyphoïde ; au diaphragme, par l'extrémité inférieure de ſon appendice ; il donne attache à tous les muſcles du bas-ventre, parce que la ligne blanche s'y inſère, & que cette ligne eſt formée par tous les muſcles du bas-ventre ; mais il donne des attaches aux muſcles droits, différentes de celles des autres muſcles. Il donne encore des attaches aux expanſions aponévrotiques des muſcles larges du bas-ventre, différentes de celles de la ligne blanche.

On obſerve aſſez ſouvent des trous dans cet os ; car ſon oſſification dans l'enfance ſe fait lentement, & ſe commence en différens points. Mais, comme bien des cauſes peuvent retarder le progrès de cet ouvrage commencé en bien des endroits différens, de-là il arrive que les différens germes d'ossification peuvent bien ne se pas étendre assez pour se toucher mutuellement, & quelques-uns des intervalles qui les séparent, conservent leur structure ou membraneuse ou cartilagineuse, telle qu'elle est dans les premiers temps de notre existence.

Le sternum a beaucoup d'usages dans l'économie animale ; tous les cartilages des vraies côtes s'y attachent comme à un nœud commun ; il est comme le sommet de la voûte du thorax ; toutes les pressions latérales des côtes s'y terminent comme à un centre ; par sa position, sa nature, sa situation, il est très-propre à être élevé & abaissé par les organes de l'inspiration & de l'expiration ; il contribue lui-même à l'abaissement des côtes ; il peut aussi, dans certains cas, contribuer à leur élévation.

Les muscles destinés à abaisser la tête, le larinx, l'os hyoïde, s'attachent au sternum comme à un point fixe ; il donne attache à ceux qui tirent la poitrine vers le bassin, & à quelques-uns de ceux qui tirent les bras en devant & en bas ; il est comme la clef des os de la poitrine ; il est trop léger pour presser & surcharger les organes de la vie qu'il met à l'abri des infultes extérieures. De même que dans les voûtes la clef ne peut tomber que tout l'édifice n'écroule ; de même le fternum , par fes adhérences multipliées , indépendamment des ligamens qui l'affermiffent dans fon union , ne fauroit tomber ; il faudroit que dans fa chûte il fuivît les déterminations du mouvement particulier de chaque côte , ce qui eft impoffible : fa difpofition admirable, fes attaches multipliées le mettent en état de foutenir des poids énormes , d'effuyer des coups violens fans fe caffer , fans tomber , ni fans être enfoncé dans la cavité de la poitrine.

Quand on ignore la pofition du fternum , fes attaches & la mécanique de la refpiration, l'on ne peut appercevoir fans étonnement certaines perfonnes fe placer fur le fternum, des poids énormes qu'elles foutiennent pendant quelque temps fans paroître fouffrir : cela paroît même tenir du prodige : mais la phyfique , aidée de l'anatomie , diffipe tout le merveilleux de ces fortes de fpectacles

Telles font les parties offeufes qui forment la poitrine ; quatre os font encore placés fur ceux que nous venons de décrire ; ce font les clavicules & les omoplates ; mais j'en renvoie l'expofition à la fuite de celle des os du baffin.

F v

En général le sternum est plus large par en haut, plus épais & plus proche des vertèbres que dans le reste de son étendue. Cette vérité est suffisamment exprimée dans cette planche de Vesale, qui représente le squelette vu de côté, & dans la planche trente-sixième de Cheselden : à mesure qu'il descend, il s'écarte de plus en plus des vertèbres, il s'élargit un peu au dessous de sa partie moyenne, ainsi qu'il est représenté dans la première figure de Vesale, dans celle d'Albinus, & dans la planche dix-neuvième de Cheselden ; la pièce supérieure est presque octogone ; cette figure est suffisamment exprimée dans la première planche d'Albinus, C. dans les planches seizième & dix-neuvième de Cheselden, & dans la quarante-troisième d'Eustachi.

La seconde & la plus longue des trois pièces dont le sternum est composé, est comme partagée par des lignes ou des traces transversales, qui sont des vestiges des différentes portions dont le sternum est composé dans le fœtus : ces traces se découvrent dans la sixième figure de Vesale, dans la planche douze de Cheselden, dans la quarante-troisième d'Eustachi ; elle est séparée de la première par une couche cartilagineuse, telle qu'elle est exprimée dans la première planche d'Albinus ; elle se termine en bas par une extrémité très-étroite.

La troisième pièce est très-petite, & a assez ordinairement la forme d'une languette osseuse ; elle est plus épaisse par en haut que par en bas, & est séparée de la seconde pièce par une couche ou cloison cartilagineuse (c'est l'appendice xyphoïde); elle n'a pas constamment cette figure, ainsi qu'il est aisé de s'en convaincre, pour peu qu'on examine plusieurs squelettes, ou qu'on consulte les planches des Anatomistes : Vesale, dans sa première figure ; Albinus, dans sa première planche ; Cheselden, dans la première figure de sa planche dix-sept ; Eustachi, dans la planche quarante-quatrième, la représentent comme une languette osseuse. Ce dernier la représente terminée en pointe dans sa planche quarante-septième. Diermerbroek, les *Selecta* de Francfort, & Cheselden, la montrent bifurquée ; elle paroît percée dans la seizième de Cheselden, & dans la planche quarante septième d'Eustachi. Dans la planche neuvième, figure soixante quatrième de l'Ostéologie d'Albinus, elle est terminée par trois éminences, & percée d'un trou ; d'autres fois ce trou n'est pas dans l'appendice, mais à la partie inférieure de la seconde pièce, ainsi que je l'ai vu dans cinq à six sujets. Cette

particularité eſt trop intéreſſante pour
n'avoir pas été obſervée ; elle n'a pas
échappé à Sylvius, à Euſtachi, à Riolan,
à M. Hunauld ; on croit que ce trou ſe
trouve plus ſouvent dans les femmes que
dans les hommes : je ſais ſeulement qu'il
exiſte quelquefois dans les deux ſexes.

Les premiers obſervateurs du trou du
ſternum lui ont donné l'uſage de tranſmet-
tre hors la cavité de la poitrine les vaiſſeaux
mammaires ; mais cette opinion eſt ſans
fondement : ce trou eſt bouché par une
membrane cartilagineuſe ; le plus ſouvent
il n'y paſſe ni nerfs ni artères. J'ai obſervé
une à deux fois quelques petits rameaux
de l'artère mammaire ſortir par le bord de
ce trou, dont la grandeur eſt quelquefois
de la largeur du doigt. Un Auteur Alle-
mand d'une petite diſſertation inſérée au
commencement du premier volume des
Selecta medica Francofurtenſia, a obſervé
le trou du ſternum. Il penſe, avec Sylvius
& Riolan, que ce trou tranſmet les troncs
des vaiſſeaux mammaires. M. Hunauld
parle de ce trou & de ſa formation, dans
les Mémoires de l'Académie Royale des
Sciences, année 1740.

Voici, dit M. Hunauld, ce qui donne
occaſion à la formation de ce trou. Le
ſternum, dans les premiers temps, eſt tout
cartilagineux, & l'oſſification y commence

en différens endroits ; le nombre de ces ossifications est incertain; elles se réunissent toutes plus ou moins tard pour former trois pièces, qui ensuite se soudent pour n'en faire qu'une. Si donc, lorsque toutes ces différentes ossifications commencent à se réunir, il y a un endroit où l'ossification se trouve arrêtée, cet endroit restera rempli de la substance cartilagineuse, qui, en se détachant lorsqu'on fait le squelette, laissera appercevoir un trou dans l'os du sternum ; peut-être encore que trois pièces d'ossification qui se rencontrent par leurs bords, peuvent, en prenant de l'accroissement, laisser un vuide entre elles. Je n'ai jamais vu, ajoute M. Hunauld, un pareil trou à la partie supérieure du sternum ; c'est vraisemblablement parce que la partie supérieure du sternum n'est ordinairement qu'une seule pièce dès les premiers temps, & qu'elle ne s'ossifie point dans différens endroits ; au lieu que la multitude différente d'ossifications se fait à la partie inférieure où le trou dont il s'agit se rencontre toujours.

Qu'il me soit permis de faire observer ici qu'il arrive quelquefois que la partie supérieure du sternum est composée de deux à trois pièces : voici de quelle façon il m'a paru que cette pièce & la suivante se développoient. Dans la plupart des embrions, tout le sternum ne forme qu'une seule pièce cartilagineuse. M. Albinus avance que, dans les petits embrions, le sternum est composé de trois pièces cartilagineuses. J'ai trop de confiance dans l'exactitude de M. Albinus pour oser nier un tel fait ; il suffit qu'il l'avance pour que l'on doive croire que cette structure existe au moins quelquefois. Ce qu'il y a de certain, c'est que, de tous les embrions sur lesquels j'ai suivi l'ossification, je ne me rappelle pas en avoir trouvé un seul dans lequel le sternum n'ait pas été composé d'une seule & même pièce cartilagineuse. M. Albinus ajoute que sur des embrions d'un âge un peu plus avancé, il a trouvé la structure que je propose ici pour la plus constante, c'est-à-dire, le sternum composé d'une seule pièce cartilagineuse, ainsi qu'il paroît dans la figure soixante-cinquième de la planche IX de son Ostéogénie. Dans le cartilage sternal des embrions, l'on voit éclore différens germes d'ossification ; chaque germe est non-seulement sensiblement commencé avant la naissance, mais considérablement formé.

Il faut convenir que ces germes sont plus multipliés sur cette partie du sternum, qui doit être la pièce moyenne, que sur la partie supérieure. Cette étendue du cartilage sternal qui doit être dans peu la

pièce offeufe moyenne , eft affez fouvent
marquée de cinq à fix points d'offification.
Mais, dans celle qui doit former la portion
offeufe fupérieure du fternum , l'on diftingue quelquefois trois principes d'offification , quelquefois deux , très-rarement un.
Les points offeux , qui , par leur prolon-
gation mutuelle , doivent former cette
pièce fupérieure , font ceux qui paroiffent
les premiers. Il eft vrai que ces deux à trois
germes d'offification ne font pas d'une
grandeur égale ; il y en a toujours un qui
eft le principal , & qui ordinairement occupe le centre de la partie fupérieure du
fternum. Ce grand germe offeux s'amplifie;
les petits font placés latéralement & inférieurement à droite & à gauche , & quelquefois à droite , quelquefois à gauche
feulement : ils fe prolongent , vont au devant du germe central , s'uniffent & fe
foudent avec lui.

Ce qui arrive aux deux à trois germes
offeux , dont la pièce fupérieure du fternum eft compofée , arrive aux cinq à fix
germes offeux que l'on obferve dans la
partie moyenne & inférieure du fternum.
Tous fe prolongent & s'avancent les uns
vers les autres aux dépens de la fubftance
cartilagineufe dans laquelle ils font renfermés , & qu'ils confument à mefure

qu'ils s'agrandiſſent. La ſeule extrémité
inférieure reſte cartilagineuſe.

Dans les ſternum où la ſtructure eſt
telle que M. Hunauld la propoſe, l'oſſification de la pièce ſupérieure commence
au centre de l'extrémité ſupérieure du ſternum, & s'étend enſuite en bas, en haut
& ſur les côtés. Quand on examine le
ſternum d'un enfant, & même d'un fœtus
à terme, l'on ſeroit porté à croire que
cette pièce n'a été formée que par un ſeul
germe d'oſſification; parce que les petits
germes latéraux & inférieurs ſe ſont déja
réunis au grand, ou, ce qui eſt le même,
parce que le grand ſe réunit aux deux
germes latéraux & inférieurs, ou au germe
inférieur, quand il n'y en a qu'un. M. Albinus a ſuivi & expoſé avec ſa ſagacité
& ſon exactitude ordinaires, tout le progrès de l'oſſification de cet os, & bien des
variétés dans le détail deſquelles il ſeroit
trop long d'entrer dans cet Ouvrage: voyez
les pages 56 juſqu'à la page 94 de ſon
Oſtéogénie. Le ſternum, examiné dans
les temps que différens germes d'oſſification ne ſe ſont pas encore ſoudés les uns
avec les autres, paroît dans quelques ſujets compoſé de neuf germes ou grains
oſſeux; il y en a deux pour la pièce ſupérieure, deux autres pour former cette partie

de la seconde pièce qui répond aux cartilages des seconde & troisième côtes ; deux autres forment cette partie de la seconde pièce qui répond aux cartilages des quatrième & cinquième côtes. Le neuvième développe la partie inférieure de la seconde pièce du sternum. A un tel âge je n'ai point apperçu de germe ni de grain osseux pour l'appendice xyphoïde : si elle est cartilagineuse, même dans l'âge parfait dans plusieurs personnes, à plus forte raison dans les embrions.

Le sternum a-t-il quelque mouvement dans les deux instans de la respiration, ou reste-t-il dans un repos parfait ? Les côtes & leurs cartilages sont-elles les seules parties solides qui ont quelque mouvement dans cette fonction vitale ? Quelques Auteurs assurent que le sternum ne se remue point : d'un autre côté, l'autorité des Physiciens qui assurent qu'il se remue ; une observation attentive sur soi-même quand on respire, un examen sérieux de la structure, semblent ne laisser aucun doute sur le mouvement du sternum.

D'abord l'anatomie comparée se décide en faveur du mouvement du sternum ; il se voit très-distinctement sur les oiseaux (a).

______

(a) *Anciens Mémoire M. Mery, cité par M. Duhamel, p.* 160

Pecquet (*a*) prononce affirmativement sur cet article. MM. Dionis (*b*), Monroo (*c*), Bremond (*d*), assurent que le sternum se remue dans les chiens. Comme j'ai fait moi-même toutes les expériences que M. Bremond cite, je puis assurer que tout ce qu'il avance sur le mouvement du sternum a été vérifié par un très-grand nombre d'expériences.

Cette vérité avoit déja été annoncée par Havers (*e*), & démontrée par Borelli (*f*). Hambergerus avance que le sternum se remue ainsi que les côtes ; mais à quoi bon citer tant d'autorités pour appuyer une vérité qui est établie sur le témoignage des sens ? J'ai déja dit, & je le répète, que, pour se convaincre du mouvement du sternum, il ne faut que des yeux : il ne faut qu'une exacte idée de la grande obliquité des côtes qui descendent depuis les vertèbres, & dont les cartilages ne remontent point à la hauteur des extrémités postérieures. La foiblesse des muscles intercostaux auprès du sternum, l'action des mus-

---

(a) *Page. 83.*
(b) *Page 465.*
(c) *Page 250.*
(d) *Page 455. Mém. de l'Acad.* année 1740 ou 1741.
(e) *Page 455.*
(f) *Prop. 87.*

cles du bas-ventre qui tirent le sternum en
bas , sont de bien soibles objections contre
des preuves établies sur le témoignage des
sens , sur la structure des côtes , & sur la
direction de leur mouvement.

Dans les cavités articulaires du sternum ,
dans lesquelles sont reçues les extrémités
antérieures des clavicules & des cartilages
des côtes , sont logés des grains glanduleux
qui répandent sur la surface des cartilages ,
& sur celle de la cavité qui le reçoit , une
liqueur grasse & onctueuse , propre à faciliter leur mouvement.

CHAPITRE XXII.

Du Bassin.

SOUS la colonne des vertèbres se présente
un grand cercle osseux , qui , considéré
avec les parties molles dont il est recouvert , représente assez exactement un de ces
bassins dont nous nous servons pour nos
usages particuliers ; c'est ce qui fait que
les Anatomistes l'ont appelé le bassin.

Comme dans les bassins dont nous nous
servons , nous distinguons ordinairement
les bords du fond du bassin , de même ,
dans le bassin humain , nous distinguons

les bords du baſſin proprement dit , du
fond du baſſin.

Dans l'extrême vieilleſſe, quatre os ſeulement forment le baſſin ; deux os grands
& larges ſont appelés les os innominés ; le
troiſième eſt nommé os ſacrum , le quatrième s'appelle le coccix. Dans la jeuneſſe
& l'âge parfait , il eſt compoſé de ſix os ,
parce que le coccyx eſt diviſé en trois
os , & quelquefois en quatre. Dans le fœtus & dans l'enfance, le baſſin eſt compoſé
de quatorze pièces , parce que 1º. chaque
os innominé eſt compoſé de trois pièces ,
dont l'un s'appelle l'os des iſles , le ſecond
l'os pubis , le troiſième l'os iſchium.
2º. L'os ſacrum eſt compoſé de cinq pièces , que l'on a appelées fauſſes vertèbres.
Troiſièmement le coccyx , ainſi que dans
l'âge parfait , eſt compoſé de trois. Je ſui-
vrai la deſcription la plus ordinaire du
baſſin ; je le décrirai comme s'il n'étoit
compoſé que de dix os , parce que je re-
garderai l'os ſacrum comme n'étant compoſé que d'un ſeul os : je décrirai enſuite
ſéparément les différentes pièces dont il
eſt compoſé dans l'enfance.

Pour m'accommoder au langage ordinaire , & en même temps pour déterminer avec plus d'exactitude la poſition des
parties molles , & les attaches des muſcles
& des ligamens , je diviſerai chaque os

innominé en trois os différens, dont l'un
fera l'os pubis, le fecond l'os des ifles, le
troifième, l'os ifchium. Le coccyx fera
pareillement divifé en trois pièces, qui
ne feront diftinguées que par ces termes
numériques, première, feconde, troifième
pièce du coccyx.

L'on doit diftinguer dans le baffin deux
cavités ; une fupérieure, qui eft grande &
large, fans être profonde, formée par les
bords du baffin ; & une inférieure, plus
étroite, mais plus profonde : c'eft le baffin
proprement dit. Dans ces deux cavités font
fituées les parties de la génération, une
grande partie des inteftins, plufieurs glandes, les grands vaiffeaux hypogaftriques,
la veffie, & plufieurs autres parties dont je
ferai ailleurs exactement connoître la pofition.

Il eft d'une extrême importance d'avoir
une exacte connoiffance du baffin, non-
feulement parce qu'il contient bien des
parties effentielles à la vie, & même le
fœtus pendant neuf mois, mais auffi parce
que le baffin eft la bafe du tronc ; tantôt
c'eft une efpèce de roue qui tourne fur les
os de la cuiffe ; tantôt les os de la cuiffe
tournent fous lui. Je commencerai par les
os ileum ; je parlerai enfuite des os pubis,
puis de l'os facrum : je finirai par le coccyx.

CHAPITRE XXIII.

De l'Os des Isles.

L'os des isles est placé, avec raison, au rang des os larges ; il est situé à la partie supérieure & latérale du bassin : il forme cette partie qu'on appelle communément la hanche.

On y distingue deux faces, une interne & une externe ; il est terminé supérieurement par un bord demi - circulaire, qui marche de devant en arrière ; on l'appelle la crête de l'os des isles. On distingue dans ce bord deux lèvres, l'une interne & l'autre externe. Le bord demi-circulaire garde pendant bien des années la nature d'épiphyse ; mais il se soude dans l'âge parfait si exactement avec le corps de l'os, qu'il ne reste presque aucun vestige de l'ancienne séparation.

Le bord demi-circulaire est terminé anrieuremement par une apophyse qui s'appelle l'épine antérieure & supérieure de l'os des isles ; au-dessous de cette éminence qui est très-superficielle, arrondie & peu saillante, on observe une sinuosité ou échancrure, au-dessous de laquelle se pré, fente une autre éminence aussi peu saillante que la précédente, encore plus arrondie qu'elle ; elle est nommée épine antérieure & inférieure de l'os des isles ; au-dessous de cette seconde éminence on apperçoit encore une échancrure ou enfoncement, sur laquelle passe le muscle iliaque. Ces dénominations, dira-t-on, sont peu exactes ; mais, outre qu'il est difficile d'en donner de meilleures, elles sont reçues. Le bord circulaire de l'os des isles se termine postérieurement par une éminence appelée épine postérieure & supérieure de l'os des isles : au-dessous de cette éminence s'apperçoit une légère échancrure, &, sous cette échancrure, une seconde éminence appelée épine postérieure & inférieure de l'os des isles.

Au-dessous de l'épine postérieure & inférieure, l'os se rétrécit par une profonde échancrure, il devient plus fort & plus épais : on appelle cette profonde échancrure la sinuosité de l'os des isles ; plusieurs l'attribuent à l'os ischium, mais elle est formée par l'un & l'autre os.

La face interne de l'os des isles est concave, lisse & polie ; elle est percée vers son milieu, & un peu au-dessous & en dedans par un trou oblique qui laisse passer une artère, & quelquefois une veine à la substance interne de l'os. Cette face, par en-bas , fait une faillie confidérable vers le dedans du baffin , & forme une grande partie du contour du baffin proprement dit ; elle ceffe poftérieurement d'être liffe & polie ; elle préfente une grande empreinte articulaire taillée à peu près comme une S , couverte de petites éminences & de cavités : c'eft par cette face inégale que l'os des ifles eft articulé avec l'os facrum : derrière cette grande grande face articulaire , l'on apperçoit des inégalités encore plus grandes , & d'une autre figure que celles que l'on remarque fur la face articulaire : ces inégalités donnent attache aux mufcles & aux ligamens qui fervent à affermir l'union de l'os des ifles avec l'os facrum.

La face externe eft inégale ; elle eft convexe antérieurement , & concave poftérieurement , ou plutôt elle eft tout-à-fait antérieurement un peu concave ; elle devient auffi-tôt convexe , & derrière cette convexité fe rencontre une fpacieufe concavité. On obferve dans la face extérieure une empreinte mufculaire oblique en forme de ligne fuperficielle ; elle eft percée de quelques trous fenfibles pour le paffage des vaiffeaux qui fe diftribuent dans la fubftance de l'os.

L'os des ifles , ainfi que je l'ai déja fait connoître , fe rétrécit par fa partie inférieure :

rieure : l'on diroit que la substance osseuse répandue en large dans les deux faces que je viens de décrire, est ici réunie & comme ramassée en une masse. Cette partie épaisse de l'os, est inférieurement creusée par une entaille très-profonde qui fait partie de cette grande cavité, dans laquelle est reçue l'extrémité du fémur, & qui est appelée cavité cotyloïde.

Pour que cette partie inférieure de l'os serve encore mieux à la production de la cavité cotyloïde, elle fait en dehors une saillie considérable taillée en forme d'arcade : cette saillie est appelée le sourcil de la cavité cotyloïde. Dans les enfants, le devant du sourcil & de toute la partie inférieure de l'os des îles, est séparé de l'os pubis & de l'os ischium, par une couche de substance cartilagineuse.

La substance de l'os des îles, est une couche cellulaire, renfermée entre deux couches de substance compacte : il a quelquefois si peu d'épaisseur dans son milieu, que l'on n'y peut appercevoir qu'une couche mince de substance compacte : quelquefois même cette couche, dans l'ouvrage de la macération des os, se casse sans qu'on s'en apperçoive.

Pour placer l'os des îles dans sa situation, & pour distinguer l'os des îles du côté droit, de l'os des îles du côté gauche, il

Partie III.   G

faut placer en dessus la crête ou le bord
demi-circulaire de cet os ; il faut aussi que
la face concave, lisse & polie, regarde
en dedans, & que la grande face articulaire
sigmoïde soit placée en arrière & en dedans.

L'os des îles forme la partie supérieure
& moyenne du bassin ; il fait partie de la
cavité cotyloïde ; c'est lui qui est la base
du tronc ; il en transporte le poids sur la tête
du fémur ; il forme cette région du corps que
l'on appelle iliaque ; il donne attache à
plusieurs muscles & à plusieurs ligamens.

A l'épine postérieure & supérieure de
l'os des îles, il s'attache trois ligamens ;
l'un est appelé ligament postérieur de l'os
des îles ; le second se nomme ligament
postérieur court ; le troisième s'appelle
ligament latéral postérieur.

Le ligament postérieur de l'os des îles,
est attaché d'une part à l'épine postérieure
& supérieure de l'os des îles, & d'autre
part à la quatrième fausse apophyse transverse de l'os sacrum : ce ligament est le
plus long des trois & le plus inférieur : sa
direction est oblique.

Le ligament postérieur court, est attaché par une de ses extrémités à l'épine supérieure & postérieure de l'os des îles, &
se termine à la troisième fausse apophyse
transverse de l'os sacrum.

Le ligament latéral postérieur , est attaché par une de ses extrémités à l'épine supérieure & postérieure de l'os des îles ,
& se termine à la première fausse vertèbre
de l'os sacrum.

L'os des îles est lié aux vertèbres lombaires par un ligament transversal , attaché
par une de ses extrémités à l'apophyse
transverse de la dernière vertèbre lombaire , & par son autre extrémité , à la
partie postérieure de la crête de l'os des
îles intérieurement.

Cet os est encore assujetti à l'os sacrum
par des fibres ligamenteuses très-courtes ,
attachées d'une part à tout le contour de sa
face articulaire, & d'autre part à tout le contour de la face articulaire de l'os sacrum.

L'os innominé donne encore attache au
ligament transversal , au ligament articulaire & au bourrelet cotyloïdien , dont je
parlerai en décrivant l'os de la cuisse.

Dans les os des îles , l'ossification se
fait conformément aux règles que suit la
nature dans la formation des os larges.
Les fibres partent d'un germe commun , &
elles s'épanouissent ensuite ; mais ce germe
ne répond pas au centre ou à la partie
moyenne de l'os des îles , c'est dans la base
de cet os qu'il est placé. Les fibres osseuses
s'élèvent de cette base commune comme
de leur centre ; elles montent , s'écartent

& forment en s'écartant toute la largeur de cet os ; de sorte que les unes sont antérieures, les autres moyennes, les autres postérieures ; elles vont toutes se terminer à l'épiphyse cartilagineuse , dont la partie supérieure de l'os est recouverte ; tel est l'ordre & la direction des fibres dans la face externe ; dans la face interne , les fibres osseuses semblent sortir d'un centre commun placé un peu au dessous du milieu de cette face ; presque toutes les fibres de la table interne naissent de cet endroit ; elles sont de différente longueur , & elles ont toutes des directions différentes ; les supérieures sont les plus longues , & différemment inclinées ; les antérieures sont transverses ; les postérieures & inférieures sont recourbées ; les inférieures sont très-courtes, & dirigées obliquement de haut en bas.

CHAPITRE XXIV.

De l'Os Pubis.

L'Os pubis est situé à la partie antérieure du bassin ; il est divisé comme en deux jambes ou branches ; ainsi, afin d'en donner une idée plus exacte, j'y distinguerai deux branches , l'une horizontale, l'autre verticale. La branche horizontale de l'os pubis a deux extrémités & deux bords; de ses extrémités l'une est postérieure & l'autre antérieure; l'extrémité postérieure est la plus grosse, & est creusée par une entaille qui fait la partie antérieure de la cavité cotyloïde; cette entaille dans les enfants, est environnée d'une couche cartilagineuse qui l'unit avec l'os des îles & avec l'os ischium. Mais cette substance cartilagineuse s'ossifie avec l'âge, & l'extrémité postérieure de l'os pubis se trouve si exactement soudée avec l'os des îles & l'os ischium, qu'il ne reste aucune marque de l'ancienne séparation. L'extrémité antérieure de la branche horizontale, est recouverte de plusieurs inégalités; elle se termine & se confond avec la branche verticale : de l'endroit de l'union commune des deux branches, s'élève une éminence en forme de tubérosité, appelée la tubérosité de l'os pubis.

Des deux bords de la branche horizontale, l'un est supérieur & l'autre inférieur. Le bord supérieur porte sur sa longueur une éminence longue & aiguë, appelée l'épine du pubis; du reste, il est arrondi & d'une surface assez lisse, & ne présente rien de particulier à examiner. Le bord inférieur est un peu tranchant à son milieu & à la partie postérieure; mais il est un peu

creuſé en devant par une échancrure oblique , par laquelle paſſent l'artère & la
veine obturatrice, le nerf obturateur , &
un prolongement du tiſſu cellulaire du péritoine; le bord inférieur eſt un peu concave dans ſa totalité, & forme la partie
ſupérieure du trou ovalaire.

La branche verticale de l'os pubis , eſt
plus mince que la précédente : elle forme
par ſa partie ſupérieure cette éminence que
nous avons déja remarquée en parlant de la
branche horizontale , & eſt appelée tubéroſité de l'os pubis. La branche verticale a
auſſi deux extrémités & deux bords; des
extrémités l'une eſt ſupérieure & l'autre
inférieure; l'extrémité ſupérieure forme la
tubéroſité , en s'uniſſant avec l'extrémité
antérieure de la branche horizontale ;
l'extrémité inférieure eſt plus mince , &
ſe termine dans l'os iſchium. Dans les enfans , elle eſt recouverte d'une couche
de ſubſtance cartilagineuſe qui unit cet os
à l'iſchium ; mais avec le temps cette
couche cartilagineuſe s'oſſifie, & la branche verticale de l'os pubis ſe ſoude avec
l'iſchium; la branche verticale , depuis
ſon extrémité ſupérieure juſqu'à ſon extrémité inférieure, ſe jette en deſcendant obliquement en dehors : il réſulte de cette
ſtructure des deux os pubis unis enſemble,
cette arcade appelée l'arcade des os pubis;

c'est dans cette arcade que font placés dans l'un & l'autre sexe, l'urètre & les parties extérieures de la génération.

La branche verticale a deux bords, un interne qui est recouvert d'inégalités, & comme contourné en dehors par une es-pèce de lèvre, & un externe assez aigu, & qui forme le devant & le bas du trou ovalaire. Le contour en dehors du bord interne, est plus marqué dans la femme que dans l'homme, & c'est une des mar-ques auxquelles on distingue le bassin d'une femme du bassin d'un homme : la nature l'a ainsi voulu, afin de faciliter la sortir du fœtus dans le temps de l'accouchement. On distingue encore dans le bord interne deux lèvres, une externe & une interne, & cela pour déterminer plus exactement les attaches des parties des muscles de la génération. Le bord externe est tranchant, & fait partie du trou ovalaire.

La substance de l'os pubis est une couche cellulaire recouverte de deux lames minces de substance compacte. Pour placer l'os pubis en situation, & pour distinguer le droit du gauche, il faut que la grosse extré-mité de la branche horizontale soit placée postérieurement, que l'entaille de cette grosse extrémité regarde un peu en dehors, & que la tubérosité soit placée en dessus. Je ne parlerai des usages de cet os, qu'après avoir décrit chaque os du baffin en particulier.

Les os pubis font liés, ainfi qu'il a été dit ci-deffus, par une couche de fubftance en partie ligamenteufe, en partie cartilagineufe, placée à l'endroit de leur contact mutuel.

Cette union eft fortifiée par un ligament tranfverfal, placé fur la face interne de la partie fupérieure antérieure de chaque os pubis ; il eft attaché à l'un & à l'autre os pubis intérieurement ; plufieurs de fes fibres fe continuent avec celles du ligament obturateur.

Chaque os pubis donne encore attache au ligament de Fallope ; ce ligament eft attaché par une de fes extrémités à l'épine fupérieure & antérieure de l'os pubis, & par fon autre extrémité à l'épine de l'os pubis.

CHAPITRE XXV.

De l'Os Ifchium.

L'Os ifchium eft placé à la partie inférieure du baffin ; il repréfente une efpèce d'arc dont la convexité regarde en bas & en arrière. Nous diftinguerons dans cet os,

ainsi que dans le précédent, deux extrémités & deux bords ; des extrémités l'une
est antérieure, l'autre est postérieure ; des
bords l'un est supérieur, l'autre est inférieur. L'extrémité antérieure se termine
presqu'en pointe, & est soudée avec l'extrémité inférieure de la branche verticale
de l'os pubis dans l'âge parfait ; mais dans
l'enfance, elle en est séparée par toute l'é-
paisseur d'une couche cartilagineuse.

L'extrémité postérieure est plus épaisse,
& est creusée par une grande entaille qui
fait la partie postérieure & inférieure de la
cavité cotyloïde ; cette entaille est soudée
par la plus grande partie de son contour
avec la partie inférieure de l'os des îles,
& avec l'extrémité postérieure de la branche horizontale de l'os pubis ; mais dans le
fœtus, elle est environnée d'une couche
cartilagineuse ; sur le bord de cette entaille
ou échancrure profonde, on remarque une
petite échancrure par laquelle passe une artère & un nerf qui se distribuent dans le
fond de la cavité. De plus, la grande échancrure qui fait partie de la cavité, est comme
double ou divisée en deux moitiés inégales,
une profonde & plus petite qui forme le
fond de la cavité cotyloïde, & une autre
plus grande moins profonde, dont la surface est plus lisse & plus polie. La première
est un réduit dans lequel la tête du fémur

ne se loge point ; une glande, un ligament
y sont logés ; d'un bord de la scissure à
l'autre bord, s'avance un petit ligament
fort & tendu, sous lequel, comme sous
un pont, passent le nerf & l'artère qui se
distribuent dans le fond de la cavité.

Un peu au dessous de l'extrémité postérieure se présente une éminence en forme
d'épine qui est appelée l'épine de l'ischium ;
entre l'épine & l'extrémité postérieure,
paroît une échancrure appelée scissure ou
échancrure sciatique. Le bord interne
de l'os ischium est aigu, & forme une concavité ; cette concavité fait une partie considérable du trou ovale ; le bord externe
est convexe & forme cette grosse tubérosité
appelée la tubérosité de l'ischium ; cette
tubérosité est grosse & recouverte de plusieurs éminences & inégalités pour l'insertion de plusieurs muscles.

L'os ischium est joint avec trois os, avec
l'os pubis, l'os des îles & le fémur ; il est
joint avec l'os pubis par ses deux extrémités, & avec l'os des îles par son extrémité postérieure ; il est articulé avec le fémur par cette même extrémité : l'os ischium
est formé d'une couche cellulaire, recouverte d'une enveloppe de substance compacte. Pour mettre l'os ischium dans sa
situation, & pour distinguer le droit du
gauche, il faut placer en dessus son bord

tranchant, & en devant sa petite extrémité ;
il faut aussi que la grande échancrure de
l'extrémité postérieure regarde en arrière
& un peu en dehors. Je ne déterminerai les
attaches des muscles & des ligamens de cet
os, qu'après avoir décrit l'os sacrum & le
coccyx.

L'os ischium est lié à l'os sacrum par
deux ligamens, dont l'un est appelé le grand
ligament sacro - ischiatique ; l'autre est
nommé le petit ligament sacro-ischiatique.

Le premier est attaché tout le long de
la lèvre externe ou postérieure du bord de
l'os sacrum, depuis son articulation avec
l'os des îles jusqu'à son extrémité inférieure,
& à la tubérosité de l'os des îles. Il est aussi
attaché au premier os du coccyx ; il s'insère
à la partie latérale interne de la tubérosité
de l'ischium ; il produit un prolongement
falciforme à cette attache ; le dos de cette
faux est attachée à l'os ischium, & le tranchant est en l'air. Le petit ligament sacro-ischiatique est attaché d'une part aux apophyses transverses de l'os sacrum & du coccyx,
& se termine à l'apophyse épineuse de l'os
ischium. La face postérieure de l'os sacrum,
est recouverte de plusieurs autres petits ligamens qui bouchent les trous postérieurs
de l'os sacrum, mais qui ne les couvrent
pas assez exactement pour ne pas laisser
sortir de petits nerfs & de petites artères

qui se répandent sur la face postérieure de cet os.

Les os du coccyx sont liés entre eux & avec l'os sacrum. Premièrement par une couche ligamenteuse, & par une double couche cartilagineuse, ainsi qu'il a été dit de l'union du corps des vertèbres.

Secondement, ils sont assujettis par des ligaments longitudinaux qui naissent postérieurement de l'os sacrum, & se continuent le long des différens os du coccyx, depuis le premier jusqu'au dernier.

Troisièmement, par des ligaments latéraux attachés supérieurement aux côtés de l'os sacrum, & qui se continuent le long des côtés des os du coccyx.

Quatrièmement, par des fibres ligamenteuses antérieures attachées à l'os sacrum, & le long des faces antérieures des os du coccyx.

CHAPITRE XXVI.

De l'Os Sacrum.

CET os, appelé sacré parce que dans l'antiquité la plus reculée on l'offroit en sacrifice, est placé à la partie postérieure du bassin. L'os sacrum, ainsi que je l'ai dit ci-dessus , est composé dans l'enfance & dans le fœtus de cinq os , distingués les uns des autres par autant de couches cartilagineuses qu'il y a de différens os. Ils sont placés les uns sur les autres comme les vraies vertebres : on les appelle fausses vertebres , & cette dénomination est fondée sur les rapports & les différences de ces os & des vertebres ; elles ont un corps , des apophyses transverses , des apophyses qui ressemblent beaucoup aux corps & aux apophyses des vraies vertebres ; mais elles vont en diminuant depuis la première jusqu'à la dernière ; de façon que la première est la plus grande , & la dernière la plus petite ; les premières ressemblent aussi beaucoup plus aux vraies vertèbres que les dernières.

A mesure que nous avançons en âge , les couches cartilagineuses s'affoiblissent peu-à-peu, disparoissent ensuite tout-à-fait ; les apophyses se soudent les unes avec les autres , & des cinq pièces il n'en résulte plus qu'une qui est l'os sacrum , que nous allons décrire tel qu'il est dans l'âge parfait.

L'os sacrum ressemble à une pyramide renversée , & un peu courbée en un sens. Nous y distinguerons deux extrémités , deux côtés & deux faces. L'extrémité supérieure est plus grande que l'inférieure

qui eſt la pointe de la pyramide. L'extrémité ſupérieure en eſt la baſe ; dans cette
baſe on apperçoit diſtinctement un corps
de vertèbre placé au milieu ; il paroît ſous
la forme d'un cylindre coupé par une ſec-
tion oblique deſcendante de devant en arrière.

Derrière le corps de l'os ſacrum ſe préſente un grand trou triangulaire qui eſt
l'ouverture d'un canal dont le diamètre
diminue à meſure que l'os diminue lui-
même en deſcendant. Ce canal contient
ce faiſceau de nerfs de la moëlle de l'épine
que les anatomiſtes ont nommé *cauda
equina* ; il parcourt preſque toute la longueur de l'os ; de chaque côté du corps
de l'os ſacrum on apperçoit deux groſſes
éminences, qui dans le fœtus tenoient lieu
des apophyſes tranſverſes des vraies vertèbres ; ſur ces deux éminences on apperçoit
deux enfoncemens conſidérables qui donnent inſertion à de très-forts ligamens,
deſtinés à affermir l'union de l'os ſacrum
avec la dernière vertèbre lombaire.

On obſerve auſſi à la partie ſupérieure
de l'os ſacrum deux apophyſes obliques
qui ſervent à l'articulation de cet os avec
les apophyſes obliques inférieures de la
dernière vertèbre lombaire ; à la partie
poſtérieure & ſupérieure de l'os ſacrum
ſe trouve une apophyſe qui reſſemble exac-

tement aux apophyſes épineuſes des vraies
vertèbres.

L'extrémité inférieure ſe termine par
une pointe émouſſée, arrondie, qui s'unit
avec le premier os du coccyx ; derrière
cette extrémité s'apperçoivent deux éminences qui tiennent lieu d'apophyſes obliques ; elles s'uniſſent avec deux éminences
preſque ſemblables, qui s'élèvent de la
partie ſupérieure du premier os du coccyx.
L'extrémité inférieure eſt toujours recourbée en devant ; elle l'eſt ordinairement
plus dans la femme que dans l'homme ;
mais cette différence, dans bien des ſujets, n'eſt point aſſez marquée pour qu'elle
puiſſe ſeule faire un caractère diſtinctif du
baſſin d'une femme de celui d'un homme ;
elle aide à faire cette diſtinction, mais
ſeule elle ne la fait pas.

L'os ſacrum, ainſi que nous avons dit,
a deux côtés qui parcourent toute la longueur de l'os depuis la baſe juſqu'à la
pointe ; chaque côté dans ſon trajet depuis la baſe juſqu'à la pointe, s'amincit
en deſcendant ; de façon que, quoiqu'il
ſoit très-épais vers la baſe, il eſt très-
mince près de la pointe ; on le peut diviſer en deux parties ou moitiés, une ſupérieure & une inférieure. La moitié ſupérieure eſt une grande face articulaire taillée en forme de S, qui ſert à l'articulation

de cet os avec l'os des îles. La portion inférieure s'approche rapidement de l'axe de
l'os ; elle est mince ; elle n'a aucune face
articulaire ; elle se termine dans la pointe
de la pyramide ; elle est un peu échancrée en se terminant dans cette pointe ;
cette échancrure fait partie d'un trou qui
laisse passer la dernière paire de nerfs de la
moëlle de l'épine ; l'autre partie de ce trou
est creusée dans le premier os du coccyx.
Passons maintenant à l'examen des deux
faces de l'os.

L'une est antérieure & l'autre postérieure ;
l'une & l'autre parcourent toute la longueur
de l'os. La face antérieure est concave &
percée de quatre paires de trous, dont la
grandeur diminue à mesure que l'os diminue
de haut en bas ; de sorte que les supérieurs
sont les plus grands, & les inférieurs les plus
petits. Ces trous laissent sortir les nerfs sa-
crés du canal triangulaire dont nous avons
parlé en décrivant la partie supérieure de
l'os. Outre ces quatre paires de trous, on
apperçoit de chaque côté de la base une
échancrure, qui se joignant avec une pa-
reille échancrure placée sous l'apophyse
transverse de la dernière vertèbre lombaire, fait un trou complet pour le passage de la dernière paire des nerfs lombaires. L'on observe à l'extrémité inférieure
de la face interne, deux autres petites

échancrures, une de chaque côté, pour le
paſſage de la dernière paire des nerfs ſacrés.

La face interne eſt partagée en cinq
parties, par quatre éminences tranſverſales en forme de lignes; ces lignes ſont
les ſeuls veſtiges de l'ancienne ſéparation
qui étoit entre les cinq pièces de l'os ſacrum dans le fœtus. La face interne eſt
vers le bas plus profondément concave
que par en haut. Nous avons dit ci-deſſus
qu'elle étoit percée de quatre paires de
trous placés avec ſymmétrie en deux rangées qui deſcendent en s'approchant l'une
de l'autre; tout l'eſpace qui ſépare la rangée droite de la rangée gauche, eſt rempli par les corps des fauſſes vertèbres;
tout ce qui eſt hors de l'eſpace compris
entre les deux rangées, eſt l'aſſemblage
des apophyſes tranſverſes des fauſſes vertèbres qui ont augmenté de volume, ſe
ſont rencontrées mutuellement, & ſe ſont
ſoudées pour ne former qu'un corps ſolide.

La face externe eſt convexe, toute couverte d'éminences & d'enfoncemens; elle
eſt triangulaire; on y peut diſtinguer trois
rangées d'éminences qui règnent le long
de ſon étendue de haut en bas; de ces
rangées d'éminences, deux ſont latérales;
il y en a une moyenne; les deux latérales
ſont formées par les apophyſes obliques

des fausses vertèbres unies & soudées ensemble ; chaque rangée latérale semble se
diviser en deux en s'approchant de l'extrémité inférieure de l'os ; la rangée du
milieu est formée par la réunion & la soudure des apophyses épineuses des fausses
vertèbres. Sur le bas de la face externe,
le cours de ces éminences est interrompu ;
& au lieu de ces éminences, on apperçoit
la fin d'un canal qui se prolonge depuis la
partie supérieure de l'épine jusqu'à son extrémité inférieure, & qui dans son cours,
après s'être tantôt dilaté, tantôt rétréci,
finit en prenant une figure triangulaire &
applatie de devant en arrière, & en diminuant par degrés, depuis la partie supérieure de l'os sacrum, jusqu'à sa partie
inférieure où il paroît coupé obliquement
comme la taille d'une plume à écrire.

Tant de différentes éminences, dont est
couverte la face externe de l'os sacrum,
supposent presque autant d'enfoncemens
& de cavités. Il y en a en effet beaucoup ;
mais entre ces cavités, deux se distinguent
par leur grandeur ; elles sont placées à la
partie supérieure de l'os ; il y en a une
de chaque côté située sur une même ligne
transversale : nous les avons déja observées
en parlant de la partie supérieure de l'os
sacrum.

Huit trous plus petits & moins réguliers que ceux qui percent la face interne, difposés en deux rangées qui s'approchent l'une de l'autre à mesure qu'elles arrivent vers l'extrémité inférieure de l'os , environnent de côté & d'autre la rangée moyenne des éminences. Leur ufage diffère beaucoup de celui des trous de la face interne ; les premiers laiffent fortir les troncs des nerfs facrés , des artères & des veines; ceux-ci ne laiffent fortir qu'un petit filet de nerfs qui fe détache de chaque paire facrée avant qu'elle forte de la cavité du grand canal; ils laiffent auffi fortir de ce même canal des rameaux artériels des petits troncs artériels qui font entrés dans le canal par les trous antérieurs ; du refte ils font bouchés par une membrane ligamenteufe. L'ufage de ces trous étoit, ce me femble , peu connu avant que j'euffe démontré les petits nerfs & les petites artères qui en fortent. Je fai que quelques anciens anatomiftes leur ont donné l'ufage de tranfmettre les nerfs facrés ; mais les anatomiftes les plus exacts fe font élevés, avec raifon , contre une telle idée entièrement contraire à l'anatomie.

La fubftance de l'os facrum eft prefque toute cellulaire , il n'y a qu'une couche affez mince de fubftance compacte répandue fur la fubftance cellulaire ; mais cette couche eft plus épaiffe à la face anté-

rieure ou interne de l'os, qu'à la face postérieure.

Pour mettre l'os sacrum en situation,
il faut placer antérieurement la face concave, & la base supérieurement ; il est uni
avec quatre os, savoir, la dernière vertèbre lombaire, les deux os des îles &
le premier os du coccyx ; il est uni avec
la dernière vertèbre lombaire par la grande
face oblique de la partie cylindrique, &
par les deux apophyses obliques de sa base ;
il est uni avec les deux os des îles par les
grandes faces articulaires de ses côtés ;
avec le premier os du coccyx, par la
pointe émoussée & arrondie de son extrémité inférieure, & par deux apophyses
placées à l'extrémité inférieure de la face
postérieure. L'os sacrum donne insertion à
différens muscles, & à plusieurs ligamens,
ainsi que je l'expliquerai après avoir fini la
description des os du coccyx.

L'on trouve sur les bords des facettes
articulaires des apophyses obliques des vertèbres, de petits grains glanduleux, rougeâtres ; ils sont très-petits, & se démontrent difficilement.

Dans toute l'étendue du canal de l'é-
pine, l'on apperçoit une substance en partie adipeuse, en partie mucilagineuse,
placée entre la dure-mère & entre les couches ligamenteuses dont la surface inté-

rieure du canal de l'épine est tapissée : cette substance est en plus grande quantité aux lombes, & le long du grand trou de l'os sacrum, que dans le reste de l'étendue du canal.

CHAPITRE XXVII.

Du Coccyx, ou des Os du Coccyx.

LE coccyx, dans l'extrême vieillesse, n'est quelquefois qu'un seul os ; mais dans l'âge parfait, on le trouve ordinairement composé de trois os distingués les uns des autres. Le coccyx est situé à la partie inférieure & postérieure du bassin ; il fait l'extrémité de l'épine ; c'est une espèce de pyramide placée dans le sens de l'os sacrum, c'est-à-dire, dont la base est en haut, & la pointe obliquement en bas & en devant : je le décrirai ici comme s'il étoit toujours composé de trois os.

Ces trois os qui composent le coccyx sont de différente grandeur ; le premier est le plus grand de tous, ensuite le second, le troisième est le plus petit ; ils sont tous trois placés de suite sur une même ligne recourbée en devant ; ce sont autant de

petits nœuds osseux que l'on peut comparer à ceux dont est composée la queue
des quadrupèdes ; le premier est uni au
second ; le second au premier & au troisième par une couche de substance ligamenteuse presque semblable à celle qui unit
les vertèbres.

Nous pouvons distinguer dans chaque
os du coccyx deux extrémités , une supérieure & une inférieure ; le premier os
se distingue facilement des deux autres par
sa grandeur plus considérable , par sa ressemblance aux fausses vertèbres de l'os sacrum , par deux apophyses qui s'élèvent
postérieurement de son extrémité supérieure , & s'articulent avec l'os sacrum,
& parce que postérieurement on observe
souvent sur cet os un petit enfoncement
qui fait la pointe de la coupe oblique par
laquelle j'ai dit que finissoit le canal de
l'épine.

On distingue facilement le dernier , &
parce qu'il est plus long que les précédens
relativement à sa masse , & parce que son
extrémité inférieure est ordinairement couverte d'inégalites , au lieu que les extrémités des deux autres sont égales & polies.

Celui du milieu étant plus court que les
deux autres , sa substance étant ramassée
comme en une boule , n'ayant point d'a-

pophyfes comme le premier, ni d'inégalités à fon extrémité inférieure comme le
dernier, peut être diftingué facilement.
Les os du coccyx, je le répète ici parce
que cette vérité eft importante, fuivent la
direction de l'extrémité inférieure de l'os
facrum; c'eft-à-dire, qu'ils defcendent
obliquement en devant, depuis le premier
jufqu'au dernier, qui eft le plus antérieur
des trois : cette difpofition eft moins marquée dans la femme que dans l'homme ; la
nature l'a voulu ainfi, afin que les voies
par lefquelles l'enfant doit fortir fuffent
plus libres.

Cette vérité eft très-utile ; car elle nous
montre les moyens de dilater dans les accouchemens la partie inférieure du baffin,
en repouffant en arrière les trois os du
coccyx qui, ainfi que l'anatomie nous le
fait connoître, ne font liés les uns aux
autres que par une fubftance ligamenteufe,
qui dans ces circonftances cède & prête
avec d'autant plus de facilité, que pendant le temps de la groffeffe tous les ligamens qui uniffent les os du baffin, & principalement ceux des os du coccyx, font
abreuvés d'une férofité lymphatique qui
les ramollit & augmente leur foupleffe. La
manœuvre de repouffer le coccyx n'eft pas
feulement fondée fur l'anatomie, elle eft
autorifée fur la pratique & l'expérience

journalière des plus habiles accoucheurs. Les os du coccyx donnent insertion à plusieurs fibres ligamenteuses qui les unissent les uns aux autres & à l'os sacrum. Ils donnent aussi attache au muscle coccygien, au muscle ischio-coccygien, au releveur de l'anus, & au tendon ou ligament tendineux des constricteurs l'anus.

La substance des os du coccyx est presque toute spongieuse : pour mettre le premier os en situation, il faut placer en haut & en arrière les deux apophyses qui unissent cet os avec les deux apophyses de l'extrémité inférieure de l'os sacrum. Les deux autres seront mis en situation, en plaçant en haut leurs plus grosses extrémités, & en devant celle de leurs faces qui aura le moins d'inégalités. Mais ce dernier caractère ne s'apperçoit pas toujours : assez souvent ils sont ronds, oblongs, & aussi polis en arrière qu'en devant.

Le coccyx est uni avec un seul os qui est l'os sacrum : telles sont les différentes pièces osseuses qui entrent dans la composition du bassin. Mais ce n'est pas assez de les avoir examinées chacune en particulier : pour nous former une idée exacte du bassin, il faut connoître ce qui résulte de leur assemblage, & par quelles parties ils donnent attache aux muscles & aux ligamens. Pour y réussir nous allons parcourir

courir les différentes fosses, les trous, les écartemens, les sinuosités, les apophyses, les tubérosités que l'on remarque dans le bassin considéré dans sa totalité. Je déterminerai ensuite les attaches des muscles & des principaux ligamens qui servent à maintenir les os du bassin dans leur union. Le bassin, les parties qu'il renferme, celles dont il est environné, sont sujettes à bien des maladies dont le siège & la nature sont difficiles à déterminer : la connoissance exacte de cette vaste partie, peut seule répandre du jour dans ces obscurités ; elle seule peut diriger nos vues, & nous empêcher de tomber dans des méprises honteuses au médecin & funestes aux malades.

Les différentes pièces qui composent le coccyx peuvent se déranger par des coups violens reçus à l'anus, & par des chûtes sur cette partie ; mais il n'est guères possible qu'il arrive à ces os des luxations complettes. Les surfaces par lesquelles ils se touchent ne sont point glissantes ; ils sont unis par des cloisons en partie cartilagineuses, en partie ligamenteuses, dont les fibres peuvent céder à la vérité, & permettre aux os d'être poussés ou en devant ou en arrière, ou sur les côtes ; mais l'on sent, sans qu'il soit besoin que je le dise, quelle différence il y a entre un tel déplacement & une luxation véritable.

Quand par la violence du coup que l'on a reçu, les fibres des couches sont détruites par un vrai déchirement, alors ces os sont dans un état peu différent de celui dans lequel se trouvent les os luxés; cependant l'on sent plus facilement qu'on ne le sauroit exprimer, qu'il y a encore quelque différence. Mais un tel déchirement est extrêmement rare; car ces os ne sont pas seulement maintenus par des couches en partie cartilagineuses, en partie ligamenteuses, ils sont aussi affermis dans leur union par les ligamens latéraux dont nous avons parlé.

CHAPITRE XXVIII.

Détail des Cavités & des Écartemens que l'on remarque dans le Bassin.

PREMIEREMENT, il convient de se représenter la cavité totale du bassin comme si elle étoit divisée en deux cavités, une supérieure & une inférieure; la supérieure est formée latéralement par les bords demi-circulaires, & par la largeur des os des îles, postérieurement par la partie supérieure de l'os sacrum, antérieurement par les tubérosités des os pubis ; cette cavité supérieure est appelée par les Anatomistes les bords du bassin, *labra pelvis* ; l'inférieure est formée latéralement par les parties inférieures des os des îles ; postérieurement & inférieurement par l'os sacrum, & par les os du coccyx ; latéralement & inférieurement par les os ischium ; antérieurement par les os pubis : cette cavité inférieure est appelée par les Anatomistes le bassin proprement dit.

La cavité inférieure du bassin se termine par une grande ouverture, formée antérieurement par l'écartement des os pubis & par leur arcade ; par l'écartement qui sépare l'os ischium d'un côté, de l'os ischium de l'autre côté ; par les échancrures sciatiques ; par la distance de l'os sacrum & de l'os coccyx, des os ischium & des os pubis : telle est l'ouverture inférieure du bassin considérée dans sa totalité ; elle n'est point exactement circulaire ; il y a dans son contour des enfoncemens considérables, qui dans le frais sont remplis de muscles, de membranes, de nerfs, de vaisseaux & du tissu cellulaire ; telle est cette sinuosité ou enfoncement placé entre l'os sacrum & le coccyx d'une part ; la partie inférieure de l'os des îles & l'os ischium d'autre part : on pourroit l'appeler la grande échancrure sacro-ischiatique ; elle est divisée en deux par un ligament fort & tendu, attaché par une de ses extrémités à l'os sacrum , & par l'autre extrémité à l'épine de l'ischium : on l'appelle ligament sacro-ischiatique ou sacro-sciatique.

Un troisième enfoncement ou écartement , se remarque encore dans la grande ouverture inférieure du bassin , c'est l'arcade des os pubis ; deux grands trous , un de chaque côté de la cavité inférieure du bassin , de figure ovale , formé par l'union des os pubis avec les os des îles & les os ischium , se font appercevoir : ce sont les trous ovales ou ovalaires ; ces trous sont bouchés par un ligament ; le ligament manque à leur partie supérieure & un peu antérieure ; par la petite ouverture que le ligament ne bouche point , sortent un nerf , une veine & une artère , & un prolongement du tissu cellulaire du péritoine : ce ligament est appelé obturateur.

Cette partie du trou ovale qui n'est point bouchée par le ligament obturateur , donne quelquefois issue aux intestins : maladie d'autant plus fâcheuse qu'elle est difficile à connoître , & qu'il est encore plus difficile d'y remédier. Le ligament obturateur est fortifié en dedans vers la cavité du bassin par un muscle appelé obturateur interne ;

& en dehors par un autre muscle appelé obturateur externe.

Il se présente encore quatre intervalles à la partie supérieure du bassin : deux sont postérieurs & deux antérieurs ; les postérieurs sont placés entre la partie supérieure de l'os sacrum, & la partie postérieure de chaque os des îles ; les antérieurs sont deux vastes échancrures, une de chaque côté, placées entre les tubérosités des os pubis, & les épines antérieures des os des îles : dans chacun de ces grands intervalles on apperçoit encore deux enfoncemens ou déclivités ; l'une est placée entre l'épine supérieure & antérieure de l'os des îles, & entre l'épine antérieure & inférieure du même os ; l'autre commence à l'épine antérieure & inférieure de l'os des îles, & s'étend jusqu'à la tubérosité de l'os pubis.

Dans chaque os ischium, entre son épine & sa tubérosité, l'on apperçoit une échancrure connue sous le nom de scissure sciatique. Dans chaque os des îles intérieurement, l'on apperçoit un enfoncement considérable creusé sur la face interne de l'os ; sur sa face externe on en apperçoit deux, un petit, placé antérieurement, & un plus grand, placé sur la partie postérieure de l'os.

Enfin, en jettant les yeux sur les dehors

du baffin, au-deffous des deux enfoncé-
mens dont je viens de parler, fe préfentent
deux cavités, une de chaque côté du baffin, profondes, rondes, dont le contour
s'élève un peu au-deffus du niveau de la
face externe des os innominés : ce font les
cavités cotyloïdes. Dans le contour de
chaque cavité cotyloïde on remarque une
fciffure, par laquelle une artère & un nerf
pénétrent dans l'intérieur de la cavité ; à
chaque bord de la fciffure eft attaché un
ligament fous lequel paffent l'artère & le
nerf ; cette cavité eft divifée en deux, une
grande qui fepréfente la première, & dans
laquelle eft logée la tête du fémur, & une
profonde ou arrière-cavité, dans laquelle
eft logée la glande articulaire, les vaiffeaux & le nerfs qui s'y diftribuent, & l'extrémité du ligament qui attache la tête du
fémur au fond de la cavité. La cavité cotyloïde eft formée du concours de trois os,
de l'os des îles, de l'ifchium & de l'os pubis ; celui-ci en fait le devant, l'os ifchium
en forme le bas & le derrière, l'os des îles
en forme le deffus.

Après avoir parlé des enfoncemens,
nous allons entrer dans le détail des éminences : je déterminerai enfuite les parties
contenues dans chaque cavité, & je finirai l'examen du baffin par l'expofition des
infertions des mufcles.

CHAPITRE XXIX.

Eminences & tubérosités du Bassin.

EN commençant d'examiner le bassin par sa partie antérieure & supérieure, se présentent les deux bords demi-circulaires des os des îles; & dans certains sujets, ces deux bords conservent la nature d'épiphyse jusqu'à l'âge parfait : un peu plus antérieurement l'on apperçoit les deux apophyses que nous avons appelées les épines antérieures & supérieures des os des îles. Deux autres apophyses se font appercevoir au-dessous des précédentes : ce sont les épines antérieures & inférieures des os des îles. En jetant les yeux un peu plus bas & plus en devant, l'on apperçoit les épines des os pubis; plus en devant encore se montrent les tubérosités des os pubis qui font une saillie considérable, dont la surface est toute couverte d'inégalités qui se touchent l'une l'autre.

Si l'on renverse le bassin, & qu'on jette ses regards sur sa partie inférieure, l'on voit de chaque côté de sa grande ouverture inférieure, les deux tubérosités des os ischium. Après avoir apperçu les différentes éminences que nous venons de parcourir, fi l'on examine de nouveau le deffus du baffin par derrière, l'on apperçoit l'extré-mité fupérieure de l'os facrum qui fait faillie au-deffus du niveau des os voifins, les apophyfes obliques ou articulaires de cet os, deux groffes éminences placées la-téralement auprès du corps de la première fauffe vertèbre, fon apophyfe épineufe, la triple rangée d'éminences dont j'ai dit qu'étoit couverte la face poftérieure de cet os, les deux petites apophyfes pour l'union de l'os facrum avec les éminences de la première pièce du coccyx.

Si l'on détourne les yeux fur chaque côté de la partie poftérieure du baffin, l'on découvre, aux extrémités poftérieures des bords demi-circulaires des os des îles, deux éminences appelées épines pofté-rieures & fupérieures des os des îles; & au-deffous de ces éminences, deux autres encore connues fous le nom d'épines pof-térieures & inférieures des os des îles; plus bas encore, deux éminences qui font ap-pelées épines fciatiques, & au-deffous de ces épines, les tubérofités de l'ifchium. Enfin poftérieurement, & tout-à-fait en bas, l'on voit le coccyx fous la forme d'une longue apophyfe.

CHAPITRE XXX.

Parties contenues dans les ouvertures, les cavités & les enfoncemens du Bassin.

DANS la cavité supérieure du bassin sont renfermées plusieurs circonvolutions des intestins grêles, l'intestin cœcum tout entier, l'appendice vermiforme, la fin de l'intestin ileum, le commencement du rectum, une partie de l'épiploon, les artères & veines iliaques, plusieurs ramifications des artères & veines mésentériques, plusieurs prolongemens du mésentère, le plexus mésentérique inférieur des nerfs de la huitième paire & des intercostaux, le fond de la vessie quand elle est remplie, le fond de la matrice dans le temps de la grossesse, ou dans les cas d'un gonflement contre nature de ce viscère, les muscles iliaques & psoas, les extrémités inférieures des muscles du bas-ventre.

Dans la cavité inférieure du bassin est renfermée la vessie, l'utérus dans les femmes, les vésicules séminales & les canaux déférens dans les hommes, quelquefois plusieurs circonvolutions des intestins grê-

H v

les, les troncs des artères & veines hypo-
gaſtriques & leurs principales branches,
telles que les artères & veines feſſières,
les honteuſes, les ſciatiques, les ſacrées,
les obturatrices, les petites feſſières, les
ſacrées latérales, l'artère & la veine ſacrée, les branches inférieures des artères
& veines méſentériques inférieures, pluſieurs prolongemens du péritoine, l'inteſ-
tin rectum.

Dans l'ouverture inférieure du baſſin,
& dans les enfoncemens des bords de
cette ouverture, ſont ſitués en devant le
col de la veſſie, la glande proſtate, les
extrémités inférieures des véſicules ſémi-
nales dans les hommes, le commencement
& le bulbe de l'urètre, le ligament tranſverſal, la naiſſance des corps caverneux,
le ligament ſuſpenſoire, la grande veine
honteuſe, pluſieurs rameaux des artères &
veines honteuſes, le clitoris dans les femmes, le vagin, les muſcles du clitoris : les
releveurs & le conſtricteur de l'anus, l'in-
teſtin rectum, occupent la partie poſtérieure de cette ouverture : on y trouve
auſſi pluſieurs filets de nerfs qui viennent
de la dure-mère & l'avant-dernière paire
ſacrée.

Dans les deux grandes brèches poſtérieures de cette ouverture, qui ont été
appelées ci-deſſus les intervalles ſacro-

sciatiques, sont placés les muscles py-
ramidaux, les nerfs sciatiques, plusieurs
filets de nerfs des dernières paires sa-
crées, les troncs des artères fessières, des
sciatiques, les ligamens sacro - sciatiques, les muscles gémeaux supérieurs,
les tendons des muscles obturateurs internes, les gémeaux inférieurs, les muscles quarrés, partie des releveurs de l'anus;
& toutes ces parties entrecoupées de différentes couches graisseuses, ou du tissu
cellulaire, sont recouvertes par les parties
postérieures des muscles grands fessiers.

Dans les trous ovalaires sont placés les
ligamens obturateurs, les nerfs obturateurs, les artères & veines obturatrices,
les muscles obturateurs internes, les obturateurs externes, les petites ouvertures
pour le passage des vaisseaux & des nerfs,
& les prolongemens du tissu cellulaire du
péritoine.

Dans les intervalles sacro - iliaques,
j'appelle ainsi ces intervalles qui sont entre
les os des îles & l'os sacrum, l'on trouve
les extrémités inférieures des aponévroses
des muscles grands dorsaux, les extrémités inférieures des sacro-lombaires & des
longs dorsaux, les parties postérieures des
petits obliques & des transverses du bas-
ventre, les ramifications des dernières artères & nerfs lombaires.

H vj

Dans les intervalles antérieurs placés entre les os des îles & les tubérosités des os pubis ou enfoncemens inguinaux , font placés les ligamens de Poupart , formés par les aponévroses des obliques externes , les piliers des anneaux , les anneaux , les cordons des vaisseaux fpermatiques dans les hommes , les ligamens ronds dans les femmes , les extrémités fupérieures de ces expanfions aponévrotiques qui , comme de larges bandes , enveloppent les mufcles de la cuiffe , les extrémités inférieures des mufcles pfoas & iliaques , & les extrémités fupérieures des couturiers & des mufcles du fafcia - lata , les troncs des nerfs cruraux antérieurs , des artères & des veines crurales , les prolongemens du tiffu cellulaire du péritoine qui fortent avec les artères & les veines crurales , quelques petites glandes.

Dans les fciffures ou échancrures fciatiques , qui font partie des grands intervalles poftérieurs , font fitués les tendons des mufcles obturateurs internes.

Dans les cavités cotyloïdes font logées les têtes des os des cuiffes , deux glandes articulaires confidérables , les artères , les veines & les nerfs qui fe diftribuent dans ces glandes , & les ligamens qui font ordinairement nommés ligamens ronds , quoiqu'ils foient moins ronds qu'applatis.

Dans les cavités iliaques internes sont situés les muscles iliaques, & deux rameaux des artères appelées par M. Winslow, petites iliaques.

Dans les cavités iliaques externes sont placés les muscles fessiers, les rameaux des artères & des veines fessières qui s'y distribuent.

CHAPITRE XXXI.

Insertions des Muscles aux Os du Bassin.

IL faut se rappeler ici ce qui a été dit un peu plus haut, que chaque os des îles se termine supérieurement par un bord demi-circulaire, & que l'on distingue dans ce bord deux lèvres ou côtés, une interne & l'autre externe; c'est à la lèvre interne que s'attache le muscle transverse du bas-ventre; sur le bord circulaire est attaché le petit oblique; le grand oblique est attaché à la lèvre externe du bord demi-circulaire.

A l'épine supérieure & antérieure de l'os de îles, sont attachés le muscle couturier, le muscle du fascia-lata & quelques fibres tendineuses du grand oblique du bas-ventre.

A l'épine antérieure & inférieure de l'os des îles, est attaché un des tendons du muscle droit antérieur de la cuisse, & quelques fibres du muscle iliaque interne.

A l'épine de l'os pubis est attaché le muscle péctineus, & quelquefois le tendon du petit psoas.

A la tubérosité de l'os pubis s'insère l'extrémité inférieure de l'un & de l'autre muscle droit du bas-ventre, le muscle pyramidal, les deux piliers du muscle grand oblique, quelques fibres du muscle transverse & du petit oblique du bas-ventre, l'extrémité inférieure de la ligne blanche, le ligament suspensoire de la verge dans l'homme, celui du clitoris dans la femme.

A la branche verticale ou descendante de l'os pubis, s'insèrent la seconde & la troisième tête du triceps, & l'extrémité supérieure du grêle interne de la cuisse; le ligament transversal dans l'homme, le corps caverneux de la verge, celui du clitoris dans la femme, le muscle érecteur, le muscle prostatique supérieur & le muscle prostatique inférieur.

A la tubérosité de l'ischium s'attachent le muscle biceps de la jambe, le demi nerveux, le carré de la cuisse & le gémeau inférieur.

A l'épine de l'ischium est attaché le gémeau supérieur.

Aux éminences postérieures de l'os sacrum, sont attachées les extrémités inférieures du long dorsal, du sacro-lombaire, des vertébraux, des lombes & du grand dorsal, les ligamens qui affermissent l'union de l'os sacrum avec la dernière vertèbre lombaire, & ceux qui affermissent l'union de l'os sacrum aux os des îles; ceux qui unissent l'os sacrum au coccyx & à l'ischium, y sont attachés : sur le bord de la face interne de l'os sacrum, est attaché le muscle pyramidal, une partie du releveur de l'anus & le muscle sacro-coccygien.

A la face interne de l'os des îles, est attaché le muscle iliaque interne.

A la face externe de ce même os, sont attachés les trois muscles fessiers.

A l'éminence circulaire de la cavité cotyloïde, est attaché un bourrelet ligamenteux très fort, qui par son épaisseur augmente la profondeur de la cavité, & la capsule articulaire qui revêt la tête du fémur. Il naît une substance en partie ligamenteuse, en partie cartilagineuse de chaque bord interne des tubérosités des os pubis; cette substance forme la symphyse de cet os : elle s'ossifie quelquefois avec l'âge; elle est très-souple dans les femmes dans le temps de la grossesse. L'on trouve auffi à la jonction de chaque os des îles avec l'os facrum, une couche de fubftance à peu près femblable : elle fuit la fymphyfe ou union de cet os ; elle en diffère cependant en ce qu'elle eft plus mince, & qu'elle tient beaucoup plus de la fubftance cartilagineufe que celle qui fait l'union des os pubis.

Le baffin a bien des ufages : non-feulement il contient, foutient & défend les parties molles dont nous avons dit qu'il étoit rempli, mais encore il foutient tout le poids des parties fupérieures de notre corps quand nous fommes affis ; il le reçoit & le tranfporte quand nous fommes debout, aux cuiffes, aux jambes & aux pieds ; il porte, quand nous marchons, la ligne de gravité d'une jambe & d'un pied à l'autre jambe & à l'autre pied ; du devant du pied au derrière du pied, & du derrière au centre, & fuivant nos befoins, fur tous les points de la furface de la plante du pied.

Quand nous marchons, la ligne de gravité tombe fur le point du concours des trois os dont eft compofé l'os innominé, c'eft-à-dire, fur la cavité cotyloïde ; elle paffe fucceffivement de l'une à l'autre ; fi elle tomboit au-delà, notre corps par une chûte rapide feroit obligé de la fuivre : pour que ce paffage fe fît avec aifance & fûreté, il étoit néceffaire que les os du baſſin fuſſent liés d'une façon plus ſerrée que les autres os du corps humain : le moindre mouvement que leur union eût permis, nous eût rendu le marcher difficile & la courſe impoſſible ; c'eſt ce que nous voyons dans certaines perſonnes qui ont la contexture des fibres extrêmement foible, & dont les ligamens ſont abreuvés d'une humidité ſuperflue, telles que certains rachytiques, des enfans très-délicats, des femmes jeunes, foibles & enceintes : toutes ces perſonnes marchent haut & bas, & par conſéquent avec difficulté, à peu près à la façon des canes. A chaque pas qu'elles font, les os qui forment la cavité cotyloïde ſur laquelle elles jettent le poids de leur corps, remontent un peu, & celle ſur laquelle le corps étoit appuyé deſcend, entraînée par le poids de la jambe & de la cuiſſe qui ſe met en liberté.

C'eſt donc pour des raiſons à la vue deſquelles nous devons être pénétrés de la plus vive reconnoiſſance, que celui qui a formé nos reſſorts, a uni les os du baſſin d'une manière ſi ſerrée, que quelque grand que ſoit le poids de notre corps, quelque peſans que ſoient les fardeaux dont nous l'augmentons encore, nous marchons d'un pas aſſuré, & ſommes par ce moyen en état de remplir les plus pénibles fonctions d'une vie laborieuſe ; que nous pouvons nous transporter d'un lieu dans un autre promptement ou lentement, suivant nos besoins & notre plaisir, aller, sauter, marcher de côté, danser, nous promener, frapper, travailler d'un de nos pieds, pendant que nous sommes solidement appuyés sur l'autre.

Quelque solidement que soient unis les os du bassin entre eux, les liens qui affermissent leur union, se ramollissent par des lois purement naturelles & très-simples, pour faciliter notre naissance. La nature a si sagement disposé les vaisseaux qui se distribuent dans la matrice de nos mères, que les troncs de ceux qui vont se jeter dans la matrice pour la dilater & nourrir l'enfant pendant neuf mois, fournissent des rameaux aux couches cartilagineuses & ligamenteuses qui lient les os du bassin & du coccyx ; il suinte de ces vaisseaux une rosée qui abreuve les os & leurs symphyses, & qui les met en état de s'écarter un peu dans les accouchemens difficiles, & dans lesquels, si le bassin étoit ou composé d'une seule pièce, ou que ses liens fussent si serrés que l'ouverture inférieure du bassin ne pût être aucunement agrandie, la mort seroit inévitable à l'enfant, & la mère exposée aux accidens les plus funestes.

L'anatomie, loin de détruire le sentiment de ceux qui avancent que les os du bassin s'écartent dans bien des accouchemens difficiles, nous fournit des raisons capables d'appuyer ce sentiment, fondé d'ailleurs sur l'autorité d'Auteurs graves, & sur l'expérience : car il faudroit fermer les yeux à la lumière, pour nier que bien des femmes pendant leur grossesse, & même long-temps après l'accouchement, ont les os du bassin un peu vacillans ; leur démarche haute & basse, & d'un côté sur l'autre, prouve cette vérité : il seroit trop long d'entrer ici dans le détail des raisons qui se réunissent pour mettre cette doctrine dans tout son jour.

Dans le cours de ma licence aux écoles de la faculté de Paris, M. Bouvard, docteur - régent de cette Faculté, & membre de l'Académie Royale des Sciences, me proposa pour thèse l'écartement des os du bassin dans les accouchemens difficiles. Le titre de la thèse est : *An ossa innominata in gravidis & parturientibus diducantur?* La conclusion étoit affirmative ; je joignis aux raisons dont cette thèse est enrichie, la démonstration du bassin d'une femme morte d'un accouchement difficile. Il ne me fut pas difficile de faire connoître la vérité de cette thèse ; les os de ce bassin étoient vacillans, & il y avoit à la symphyse des os du pubis un écartement assez sensible pour frapper tous les yeux ; une moitié du bassin tirée en bas glissoit sur l'autre qui étoit repoussée en haut : ceux qui ne purent être touchés des raisons qui sont exposées dans cette thèse, se rendirent à la démonstration. Rien ne prouve mieux que des os peuvent s'écarter, que de les voir s'écarter en effet. Pour mettre le bassin dans sa situation naturelle, il faut placer en dessus les os des îles , & en devant les os pubis.

Après avoir examiné toutes les pièces osseuses qui concourent à former la boîte qui renferme le principe de la vie & de nos connoissances, après avoir décrit celles qui défendent & renferment les organes secondairement vitaux, tels que le cœur & les poumons ; enfin, après avoir fait l'histoire des os de l'épine & de cette partie connue sous le nom de bassin, & avoir par conséquent examiné toute la charpente osseuse qui renferme les organes naturels , tels que les intestins, l'estomac, le foie , la rate, les reins, le pancréas, le mésentère , les vaisseaux lactés & les organes de la génération, l'ordre exige que nous passions maintenant à la description des extrémités de notre corps.

Le souverain Auteur de notre existence, n'a pas borné ses bienfaits à nous donner les organes qu'il a jugé nécessaires pour faire agir en nous ce principe intellectuel duquel dérivent immédiatement nos penfées, nos réflexions, nos jugemens, notre volonté ; il ne s'eſt pas contenté de conſ-truire cet appareil admirable, d'une mul-titude innombrable de vaiſſeaux pour faire paſſer nos liqueurs d'un point marqué à toutes les parties de notre corps, les ra-mener des différentes parties au point dont elles ſont ſorties, & leur faire re-commencer ſans ceſſe ces progreſſions & ces retours.

Il a voulu, comme pour avoir plus de temps de ſe reconnoître dans ſon propre ouvrage, nous fournir les inſtrumens né-ceſſaires à nous conſerver long-temps dans la jouiſſance des faveurs qu'il nous prodi-gue. A cette fin, il nous a donné les inſtru-mens propre à changer dans une ſubſtance ſemblable à la nôtre, les plantes & les ani-maux nous ſommes environnés ; mais ces organes, quelque induſtrie qui éclate dans leur ſtructure, ne nous auroient été d'au-cune utilité, ſi pour comble de ſes bien-faits, il ne nous eût donné les inſtrumens néceſſaires à nous remuer, à nous tranſ-porter d'un lieu à un autre, & nous pro-curer toutes les commodités que nous pouvons raiſonnablement deſirer. C'eſt pourquoi il a adapté aux os du baſſin deux machines ſemblables l'une à l'autre, l'une droite, l'autre gauche, que l'on appelle les cuiſſes, les jambes & les pieds, ou

du nom commun d'extrémités inférieures.
C'est à ces deux organes que nous devons
la faculté de nous remuer, d'aller, de
venir, de sauter, de monter, de descendre, de reculer, d'avancer, de faire des
efforts en tous sens.

Quelque artistement que soient construites nos extrémités inférieures, il leur
manque la dextérité, & cette admirable
agilité accordée à deux autres organes
placés à la partie moyenne & supérieure
du tronc; ce sont les extrémités supérieures. Chacune de ces deux extrémités est
composée de quatre parties, distinguées
& placées bout à bout; l'une, & c'est la
première & la plus voisine du tronc, est
appelée l'épaule; la seconde est appelée
le bras proprement dit; l'autre est appelée
l'avant-bras; la quatrième est appelée la
main. C'est à ces organes que nous devons
la faculté de saisir, de serrer, d'amener à
nous, d'éloigner de nous les corps qui
nous environnent, de nous en procurer
la jouissance s'ils nous plaisent, ou si nous
les jugeons de quelque nécessité à notre
bonheur; de les écarter de nous, de les
détruire même s'ils nous déplaisent, &
qu'ils soient d'une nature propre à nous
offenser. Nous parlerons d'abord des extrémités supérieures : nous finirons par la
description des extrémités inférieures.

CHAPITRE XXXII.

Des Extrémités Supérieures.

Les deux extrémités supérieures sont attachées de chaque côté à la partie supérieure du thorax, par plusieurs unions *fissarcotiques*, c'est-à-dire, par plusieurs muscles, & par un os connu sous le nom de clavicule.

Pour que chaque extrémité supérieure exécute avec facilité les mouvemens qui lui sont propres, il étoit nécessaire qu'elle fût composée de plusieurs parties. Aussi voyons-nous que chaque extrémité supérieure est partagée en quatre sortes d'organes propres à se remuer les uns sur les autres. Les mouvemens de l'extrémité supérieure eussent été très-bornés, si chacune de ces quatre parties principales n'eût été composée de plusieurs pièces, qui donnent à chacune d'elles cette dextérité, cette agilité que nous admirons dans les ouvrages qui sortent des mains de nos ouvriers.

L'épaule est composée de deux os & de plusieurs muscles, qui sont la clavicule & l'omoplate. Le bras est composé d'un

feul os, & de plufieurs mufcles : cet os eft
appelé humérus. L'avant-bras eft compofé
de deux os, dont l'un eft appelé radius,
l'autre fe nomme cubitus. La main eft
compofée de vingt-fept os diftingés, mais
elle fe fubdivife en carpe, en métacarpe
& en doigts. Le carpe eft compofé de huit
os, le métacarpe de quatre ; il y a, comme
l'on fait, cinq doigts à chaque main en
comptant le pouce, & chaque doigt eft
compofé de trois os, que l'on a appelés
phalanges ; il y a donc trente-deux os dans
chaque extrémité fupérieure : dans l'âge
parfait & dans la vieilleffe, on trouve encore de petits os fur la jonction de quelques-
unes des premieres phalanges avec les os
du métacarpe ; on en trouve affez fouvent
trois, quelquefois quatre. Cette divifion
qui a été faite dans les prolégomenes, eft
ici répétée, afin d'éviter au lecteur la peine
de la chercher au commencement de cet
ouvrage.

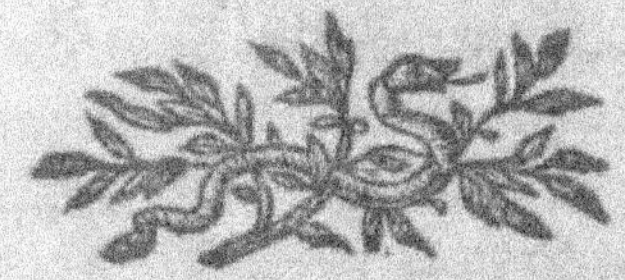

CHAPITRE

CHAPITRE XXXIII.

Des os de l'Epaule, & premièrement de la Clavicule.

La clavicule est située tranversalement & horizontalement à la partie supérieure du thorax, auquel elle est attachée par son extrémité antérieure : elle approche de la figure d'une S.

La clavicule a deux extrémités, deux faces & deux côtés ; entre les extrémités, l'une est antérieure & interne, l'autre est postérieure & externe ; des deux côtés, l'un est antérieur ou externe, l'autre est postérieur ou interne. L'extrémité antérieure est plus grosse que l'extrémité postérieure ; elle est environnée de plusieurs inégalités ; elle se termine par une grande facette articulaire, triangulaire, arrondie, en partie relevée en bosse, en partie creusée d'un enfoncement superficiel & articulée avec le sternum. Mais une lame en partie cartilagineuse, en partie ligamenteuse, libre de toute adhérence intime avec le sternum & la clavicule, est placée dans l'articulation de ces deux os ;

Partie III. I

elle n'a d'adhérence avec le sternum & la clavicule que par son contour ; c'est un cartilage inter-articulaire , presque semblable à celui qui est entre le condyle de la mâchoire , & la racine transversale de l'apophyse zigomatique de l'os des tempes.

L'extrémité postérieure qui est moins grosse, est applatie de haut en bas ; ce qui lui donne deux faces plus grandes que celle du reste de l'os : elle est recouverte de plusieurs inégalités ; elle est terminée par une facette articulaire, oblongue , placée sur son bord ; par cette facette , elle s'articule avec l'acromium ; elle est quelquefois creusée dans sa face inférieure.

La face supérieure de toute la cavicule est lisse & polie, & légèrement arrondie ou convexe , marquée assez souvent d'une ou de deux empreintes musculaires.

La face inférieure est légérement concave dans sa moitié postérieure ou externe ; elle est percée d'un ou deux trous pour le passage des vaisseaux qui se plongent dans la substance de l'os ; elle est assez souvent échancrée auprès de l'extrémité antérieure : cette échancrure ou enfoncement est formé par le frottement de la clavicule sur la première côte.

Le bord antérieur est convexe anté-

rieurement, & concave auprès de l'extrémité postérieure ; le bord postérieur ou
interne regarde le dedans de la poitrine ;
c'est pour cette seule raison qu'on l'appelle
interne ; il est concave dans presque toute
son étendue, mais il devient convexe en
s'approchant de l'extrémité postérieure ou
externe de la clavicule.

La substance de la clavicule est plus
diploïque que compacte aux deux extrémités : dans le milieu il y a beaucoup de
substance compacte, & très-peu de substance diploïque.

La clavicule est articulée avec deux os,
le sternum & l'omoplate : elle est unie
avec le sternum par la face triangulaire,
arrondie, en partie creusée, en partie
relevée en bosse de son extrémité antérieure ; elle est articulée avec l'apophyse
achromium de l'omoplate, par la facette
articulaire oblonge de son extrémité postérieure : elle est quelquefois unie avec
la première côte, par l'enfoncement que
nous avons remarqué dans sa face inférieure, à peu de distance de son extrémité
antérieure.

L'usage de la clavicule est de faciliter
& de diriger les mouvemens de toute
l'extrémité supérieure ; c'est un arc-boutant qui empêche que le bras, tiré forte-

ment en devant par l'action de ses muscles ou par son seul poids, ne s'applique contre la poitrine ; elle rejette l'épaule en arrière, fait disparoître les éminences de l'omoplate qu'elle empêche de s'approcher du sternum ; elle la repousse au contraire, pour ainsi dire, vers l'épine ; elle fait l'union du bras avec le sternum ; elle est emportée avec l'omoplate par un mouvement commun ; elle est immobile par son extrémité antérieure ; par son extrémité postérieure, elle fait un mouvement local sur l'extrémité antérieure : ces usages sont fondés sur sa structure sur & ses articulations. Mais s'il restoit quelque doute sur leur réalité, les dérangemens dans la direction des mouvemens & de la situation du bras, d'abord que la clavicule est fracturée ou luxée, le seroient disparoître.

La clavicule donne insertion à plusieurs muscles, tels que le sterno-mastoïdien, le sterno-tyroïdien, le souclavier, le grand pectoral, le deltoïde & le trapeze.

Elle donne insertion au sterno-mastoïdien & au sterno-tyroïdien, par la partie supérieure de son extrémité antérieure ; au souclavier, par l'enfoncement oblong que nous avons remarqué dans sa face inférieure ; au grand pectoral, par la moitié antérieure de son bord externe ou anté-

rieur ; au deltoïde , par la moitié postérieure ou externe de ce même bord ; au
trapeze , par la moitié postérieure ou externe du bord interne.

Elle donne attache à ses ligamens articulaires par les contours de ses deux extrémités ; elle donne encore attache à un
ligament très-fort, qui l'unit avec l'apophyse coracoïde , & à un autre qui la lie
à la première côte.

Pour mettre la clavicule dans sa situation , & pour distinguer une clavicule du
côté droit d'une clavicule du côté gauche,
il faut placer en devant vers le sternum sa
grosse extrémité , la face la plus égale , la
plus convexe & la plus arrondie en dessus,
& le bord le plus convexe en devant.

Presque tous les animaux qui ont des
pieds dont ils se servent , comme nous
nous servons de nos mains , pour porter
les alimens à leur bouche , ont des clavicules ; tels sont les singes , les ours , le
castor , le rat & toute la famille d'animaux
de cette espèce, la taupe , la marte , l'écu-
reuil , la chauve-souris , la grenouille.

La raison pour laquelle les animaux qui
ont des espèces de mains ont aussi deux clavicules , c'est afin que les muscles qui remuent leurs mains soient plus écartés du
centre du mouvement. Dans le reste des

quadrupèdes , les muscles qui vont à leurs pieds , sont à peu près dans la ligne de direction de l'humérus.

La moëlle est ramassée en masse dans la grande cavité intérieure de la clavicule ; elle est renfermée dans les espaces cellulaires de ses extrémités ; elle reçoit ses vaisseaux par de petits trous placés vers le milieu du corps de l'os dans la face inférieure de ce corps ; ses extrémités sont aussi percées de plusieurs petits trous presque insensibles , qui transmettent des vaisseaux dans les cellules osseuses dont elles sont composées.

Les fractures de la clavicule sont assez fréquentes ; on les distingue sans peine , parce que, dans la structure de cet os , l'épaule & le bras dépourvus de leur principal appui, tombent en devant.

CHAPITRE XXXIV.

Du second Os de l'Epaule , appelé l'Omoplate.

L'OMOPLATE est placée à la partie supérieure, latérale & postérieure de la poitrine : c'est un os large , triangulaire ,

partagé par éminences & par enfoncemens que l'on a appelés cavités; elle a deux
faces qui font l'une & l'autre bornées par
trois côtés & par trois angles, dont l'un
eft poftérieur & fupérieur, le fecond eft
inférieur, le troifième eft antérieur & fupérieur; des côtés ou bords de l'omoplate,
l'un eft fuperieur, & c'eft le plus petit;
il eft aigu & creufé par une petite échancrure qui laiffe paffer un nerf & une autre
artère, qui fe diftribuent au mufcle fur-
épineux & au mufcle fous-épineux; il fe
termine antérieurement à la racine d'une
éminence recourbée, qui a été appelée apophyfe coracoïde.

Le fecond des bords ou côtés de l'omoplate, eft placé poftérieurement; il parcourt toute la longueur de l'omoplate,
depuis l'angle fupérieur jufqu'à l'angle inférieur : on l'appelle la bafe de l'omoplate;
il eft le plus long des trois : on y diftingue deux lèvres, une interne & une externe, afin de déterminer plus exactement
les attaches des mufcles.

Le troifième bord ou côté de l'omoplate eft antérieur; il eft inégal, c'eft le
plus épais des trois bords; il s'étend depuis l'angle antérieur & fupérieur jufqu'à
l'angle inférieur : on l'appelle la côte de
l'omoplate; il porte à fon approche de

l'angle antérieur & supérieur, une empreinte articulaire, qui donne atrache au tendon du long extenseur du bras. L'on observe sur la longueur de la côte deux enfoncemens oblongs, un en dehors, & quelquefois un autre en dedans.

L'angle postérieur & supérieur de l'omoplate, est presque droit : il est formé par le concours de la base & du bord supérieur. L'angle inférieur est oblong, terminé par une pointe émoussée ; il est couvert d'inégalités, & plus épais que la base : il est formé par le concours de la base & de la côte. L'angle antérieur & supérieur est improprement appelé angle, c'est la partie la plus épaisse & la plus forte de l'omoplate ; c'est une cavité articulaire, oblongue, superficielle, dont le plus grand diamètre est de haut en bas : on l'appelle cavité glénoïdale. C'est dans cette cavité qu'est articulée la tête de l'os du bras ou humérus : cette cavité est soutenue par une base solide, plus épaisse & plus forte de haut en bas, que de dehors en dedans, moins large que la cavité ; cette base est nommée le col de l'omoplate : cet angle, si ç'en est un, est formé par le concours de la base & du bord supérieur.

Au dessus du col, ou sur la partie supérieure du col, se remarque une empreinte musculaire pour l'attache d'un des tendons du biceps ; on en remarque une un peu plus forte au-dessous, à l'endroit où la base s'efface dans le col pour l'attache du tendon du long extenseur du coude , ainsi que nous l'avons déja dit en parlant de la côte. De l'union du col avec le bord ou côté supérieur de l'omoplate , naît une éminence recourbée à-peu-près en forme de bec , & que l'on a appelée apophyse coracoïde ; elle est couverte d'iné-galités ; elle porte trois empreintes mus-culaires , l'une pour l'attache d'un des ten-dons du biceps ; la seconde pour celle du petit pectoral ; la troisième pour celle du coraco-brachial : venons maintenant à l'examen des deux faces de l'omo-plate.

L'une de ces faces est externe, l'autre est interne ; la face interne est concave, triangulaire ; sa concavité est appelée ca-vité sous-scapulaire ; elle est relevée de longues éminences obliques , qui suivent la direction des côtes sur lesquelles la face de l'omoplate est appuyée , & ces émi-nences laissent entre elles des raies ou en-foncemens superficiels ; par cette structure la surface est augmentée , & les points d'insertions musculaires se trouvent multi-pliés : cette cavité est remplie du muscle sous-scapulaire.

I v

La face externe est aussi triangulaire ;
l'on y remarque quelquefois des éminences
& des enfoncemens qui ont quelque ressemblance avec ceux que nous avons re-
marqués dans la face interne ; elle est divisée en deux parties inégales par une éminence oblongue , placée en travers sur la
largeur de l'omoplate ; elle naît auprès de
la base par un commencement lisse & poli ,
peu saillant ; elle s'élève successivement à
mesure qu'elle s'avance : on l'appelle épine
de l'omoplate.

La partie de la face externe qui est au-
dessus de l'épine , présente un enfoncement oblong , placé en travers sur la largeur de l'omoplate : on l'appelle cavité
sur-épineuse ; elle est remplie d'un muscle
que l'on nomme sur-épineux. La partie de
la face externe posée au dessous de l'épine ,
est plus grande que celle qui est placée au-
dessus , la saillie que fait l'épine la fait paroître un peu creusée : c'est sans doute pour
cette raison qu'on l'a appelée cavité sous-
épineuse ; elle est presque toute couverte
d'un muscle nommé sous-épineux ; elle
donne aussi naissance à un petit muscle
nommé le petit rond ; elle se retrécit à
mesure qu'elle descend sur la longueur de
l'omoplate , & disparoît à l'angle inférieur de cet os ; en cet endroit elle est
inégale , & donne naissance à un plande

fibres qui se jette dans le grand dorsal, &
à un muscle appelé le grand rond.

L'omoplate a trois apophyses ; l'une
est l'apophyse coracoïde ; la seconde est
l'épine de l'omoplate ; la troisième, qui
est une production de la seconde, est appelée acromium.

L'apophyse coracoïde s'élève par une
base assez large de la partie antérieure du
bord supérieur ; elle s'incline sur le devant ;
elle est recouverte dans toute son étendue
d'une surface inégale, & porte trois empreintes musculaires, dont nous avons
déja parlé ci-dessus ; elle donne attache à
trois muscles, & un ligament fort tendu
qui s'insère dans l'acromium.

L'épine ou la seconde apophyse s'élève
depuis la base par un principe lisse & poli,
recouvert d'une petite croûte cartilagineuse
qui glisse dans les mouvemens de l'omoplate sous la portion aponévrotique de la
partie antérieure du muscle trapèze ; à
mesure que l'épine s'approche du devant
de l'omoplate, elle prend de nouveaux ac-
croissemens dans ce trajet ; elle est un peu
applatie de haut en bas ; elle présente dans
toute sa longueur un bord inégal, dans
lequel on distingue deux lèvres, une supérieure pour l'attache du trapèze, & une
inférieure pour l'attache du deltoïde : prête

à finir, & du lieu de sa plus grande élévation, elle prend une forme nouvelle ; elle
s'applatit de dehors en dedans, & finit
par un bord arrondi, qui a dans le milieu
de son étendue une empreinte articulaire
oblongue, & qui s'articule avec l'extrémité postérieure de la clavicule. Ce prolongement applati de l'omoplate est nommé acromium, & fait la troisième apophyse de l'omoplate ; sa surface externe
est inégale, & donne attache aux fibres
ligamenteuses qui l'unissent à la clavicule &
à un ligament très-fort qui s'implante
dans l'apophyse coracoïde ; sa face interne est légèrement concave ; son bord
est inégal, presque demi-circulaire, &
donne attache au muscle deltoïde & au
muscle trapèze. La substance de l'omoplate est presque toute compacte ; elle
n'a de substance cellulaire qu'à son col
& sous la cavité glénoïdale, & dans ses
apophyses.

L'omoplate a beaucoup d'usages ; elle
défend la poitrine des injures extérieures ;
elle protège dans leur passage les nerfs &
les vaisseaux qui passent de la poitrine sous
l'aisselle pour aller au bras ; sa position
sur la poitrine laisse un espace entre la
poitrine & entre le devant de l'omoplate
& de l'épaule : cet espace est appelé l'ais-

felle ; elle amplifie les mouvemens du bras , & pour cette raifon elle fait un demi-tour en double fens fur elle-même; elle forme la plus grande partie de l'épaule.

L'omoplate donne infertionà feize mufcles , qui font le omohyoïdien , le releveur propre de l'omoplate , les rhomboïdes , le trapèze , le grand dorfal , le fous-fcapulaire , le fur-épineux , le fous-épineux , le petit rond , le grand rond , le long extenfeur du coude , le biceps , le coraco-brachial , le deltoïde , le petit pectoral , le grand dentelé.

Elle donne attache au mufcle omohyoïdien par la partie ou extrémité antérieure du bord fupérieur , tout auprès de la fciffure par laquelle nous avons dit qu'il paffoit un nerf & une artère; au releveur de l'omoplate , par l'angle poftérieur & fupérieur ; au petit rhomboïde , par la partie fupérieure de la bafe attenant la naiffance de l'épine ; au grand rhomboïde , par toute la longueur de la bafe , depuis la naiffance de l'épine jufqu'à l'angle inférieur ; à un plan de fibres qui fe jette dans le grand dorfal , par l'angle inférieur; au trapèze, par la lèvre fupérieure de l'épine & de l'acromium ; au deltoïde, par la lèvre inférieure de l'épine & de l'acromium ; au fous-fcapulaire, par

toute la cavité fous-fcapulaire ; au grand
dentelé, par toute la lèvre interne de la
bafe ; au fur-épineux, par prefque toute
la cavité fur-épineufe ; au fous-épineux,
par la cavité fous-épineufe ; au petit rond,
par le bas de la cavité fous-épineufe attenant la côte inférieure ; au grand rond,
par le bas de la face externe ou cavité fous-
épineufe, & par l'angle inférieur ; au long
extenfeur du coude, par l'empreinte mufculaire que nous avons remarquée à la
côte inférieure au-deffous du col ; à une
des têtes du biceps de l'avant-bras, par
une empreinte mufculaire, placée fur la
partie fupérieure du col, auprès de la cavité glénoïdale ; à l'autre tête du biceps,
par une des trois empreintes mufculaires
que nous avons obfervées fur l'apophyfe
coracoïde ; au coracobrachial, par l'apophyse coracoïde ; au petit pectoral, par
cette même apophyfe.

L'omoplate eft articulée avec deux os,
la clavicule & l'os du bras ; elle eft articulée avec la clavicule, par la facette
liffe & polie que nous avons remarquée
fur le bord de l'acromium ; elle eft articulée avec la tête de l'humérus, par la
cavité glénoïdale ; elle donne attache à la
capfule articulaire, par toute la circonférence de la cavité glénoïdale ; elle donne
attache aux fibres ligamenteufes qui l'unif-

sent avec la clavicule, par la circonférence de la facette articulaire du bord de l'acromium ; elle donne insertion à un ligament presque transversal, qui va de l'acromium à l'apophyse coracoïde.

Pour placer l'omoplate dans sa situation, & pour distinguer l'omoplate droite de l'omoplate gauche, il faut que la face qui porte l'épine soit placée en dehors, que la cavité glenoïdale soit tournée en devant, & que le plus petit des trois côtés soit placé horizontalement en dessus.

CHAPITRE XXXV.

Ligamens de la Clavicule & de l'Omoplate.

L'ARTICULATION de la clavicule avec l'acromium est maintenue d'abord par une capsule membraneuse attachée à tout le contour de la face articulaire de l'extrémité humérale de la clavicule, & à tout le contour de la facette articulaire de l'acromium. Cette capsule est trop foible pour maintenir des os qui ne se touchent que par une petite surface, & qui, malgré cela, soutiennent des efforts considérables ; mais cette capsule est recouverte d'un sur-tout ligamenteux dont les fibres font très-courtes, très-fortes, très-ferrées, & qui font attachées, ainfi que la capfule, au contour de la facette articulaire de l'acromium, & à celui de la facette articulaire de l'extrémité humérale de la clavicule.

Ces fibres ligamenteufes contractent des adhérences avec une lame cartilagineufe inter - articulaire, qui fe trouve quelquefois entre les deux facettes articulaires.

A la face inférieure de la clavicule eft attaché un ligament oblique, fort tendu; il naît de la partie inférieure de l'extrémité humérale de la clavicule; il s'attache le long de la moitié de cet os, & fe termine prefque à fa partie moyenne : ce ligament fert d'appui & de poulie de renvoi au mufcle fouclavier.

L'articulation de la clavicule eft d'abord enveloppée d'une capfule articulaire, attachée au contour de la facette articulaire fternale, & au contour de l'extrémité fternale de la clavicule. En fecond lieu l'articulation de la clavicule avec le fternum eft affermie par plufieurs plans ligamenteux.

L'un de ces plans eft appelé ligament inter claviculaire; il s'attache d'une part à la clavicule droite; il paffe derrière l'extrémité supérieure du sternum, il y prend des adhérences, & se termine à la partie intérieure de l'extrémité sternale de la clavicule gauche : ce ligament est long & étroit.

Un autre plan ligamenteux unit la clavicule au cartilage de la première côte : ce ligament s'appelle costo-claviculaire ; il est attaché d'une part à la partie inférieure de l'extrémité sternale de la clavicule, & d'autre part à la partie supérieure du cartilage de la première côte : quelques fibres de ce ligament s'étendent jusqu'au sternum.

Un troisième ligament plus fort, plus marqué que les précédens, affermit l'articulation de la clavicule avec le sternum : ce ligament est appelé sterno-claviculaire ; les fibres de ce ligament s'épanouissent sur la surface antérieure de l'extrémité supérieure du sternum, & sur la surface postérieure de cette même extrémité ; elles sont attachées d'une part autour de la facette articulaire & sternale qui reçoit l'extrémité de la clavicule ; elles contractent des adhérences avec le contour d'une lame cartilagineuse inter-articulaire, placée entre l'extrémité de la clavicule & entre le sternum, & avec la capsule articulaire, & se terminent sur le contour de l'extrémité sternale de la clavicule.

L'omoplate eſt encore maintenue dans ſon articulation avec la clavicule par deux cordons ligamenteux, attachés par une de leurs extrémités à la tubéroſité de l'apophyſe coracoïde, & ſe terminent à l'extrémité humérale de la clavicule : l'un de ces ligamens eſt appelé ligament rond, & l'autre eſt nommé ligament trapézoïde.

L'on obſerve encore un ligament propre à l'omoplate, & qui ne la lie à aucun os voiſin : on peut l'appeler ligament oblique ou tranſverſal ; il eſt triangulaire ; il eſt attaché par une de ſes extrémités à l'apophyſe coracoïde, & par ſon autre extrémité, à la partie ou face inférieure de l'acromium.

L'échancrure de la côte ſupérieure de l'omoplate eſt fermée par un petit ligament, attaché d'une part au bord poſtérieur de l'apophyſe coracoïde, & d'autre part au bord antérieur de cette échancrure.

CHAPITRE XXXVI.

De l'Os du Bras.

L'Os du bras eſt placé, avec raiſon, au nombre des os longs : nous y diſtinguerons donc, ainsi que dans tous les os longs, deux extrémités & une partie moyenne que l'on appelle ordinairement le corps de l'os.

L'humérus est situé à la partie supérieure du bras ; il s'étend depuis le pli du bras ou depuis l'éminence du coude jusqu'aux os de l'épaule que nous venons de décrire. C'est un os long, rond, très-dur & très-fort, articulé supérieurement avec l'omoplate, & inférieurement avec les deux os de l'avant-bras. Des deux extrémités l'une est supérieure & l'autre inférieure ; l'extrémité supérieure est une tête arrondie, ou une portion de sphère qui n'est pas placée dans une ligne parallèle à l'axe de l'os, mais qui fait angle avec cet axe ; cette tête est recouverte, ainsi que le sont toutes les extrémités des os qui se remuent dans leurs articulations, d'une petite couche de substance cartilagineuse, propre à faciliter le mouvement des os articulés. Indépendamment de cette croûte cartilagineuse, toute la surface osseuse de la tête est lisse & polie ; elle est grande en comparaison de celle de la cavité glénoïdale, sur laquelle elle est articulée : cette tête, dans les fœtus & les enfans, est épiphyse. La partie de l'humérus sur laquelle la tête est appuyée, a été appelée le col de l'humérus, quoique l'os soit plus gros en cet endroit que dans le reste de son étendue.

Le col de l'humérus est fort court ; il
est tout couvert d'inégalités ; deux principales éminences sont placées sur son contour : on les appelle les tubérosités de
l'humérus. De ces deux tubérosités, l'une
est de beaucoup plus grande que l'autre ;
elles sont séparées antérieurement l'une de
l'autre, par une échancrure oblongue qui
se prolonge le long du corps de l'os, &
par laquelle descend un des tendons du
biceps : on l'appelle la sinuosité du biceps :
nous en parlerons encore en décrivant le
corps de l'os.

Des deux tubérosités, l'une est externe,
l'autre interne ; l'externe est la plus grosse :
elle est marquée de trois empreintes musculaires auxquelles s'attachent les tendons
du muscle sur-épineux, du sous-épineux &
du petit rond ; l'interne est plus petite,
& se termine un peu en pointe ; elle n'a
qu'une empreinte musculaire pour l'attache
du muscle sous-scapulaire.

Le col est appuyé sur la partie supérieure
du corps de l'os ; ce corps fait la plus
grande partie de l'os ; il est cylindrique
jusqu'au milieu de son étendue ; il s'applatit
ensuite peu-à-peu de devant en arrière,
& s'élargit à proportion qu'il descend. À
la partie antérieure du corps s'observe la
même sinuosité dont nous avons parlé en
décrivant les tubérosités ; elle descend tout

droit jufqu'au milieu de la longueur de l'os,
devenant à mefure qu'elle defcend moins
profonde ; elle difparoît enfin tout-à-fait ;
& fe met au niveau de la furface du corps
de l'os : cette finuofité contient dans toute
fon étendue, un des tendons du biceps ;
toute fa furface dans le frais eft liffe &
polie, continuellement humectée d'une liqueur graffe & onctueufe, qui defcend de
l'articulation de l'humérus avec l'omoplate ; les fibres des tendons qui s'attachent auprès de la finuofité, concourent
à lui former une couche dont elle eft tapiffée. Cette ftructure eft très-propre à
faciliter les mouvemens du tendon du
biceps ; il peut, à la faveur de cette couche
& de la liqueur dont elle eft humectée,
gliffer librement le long de la finuofité,
fans que la délicateffe de fon tiffu foit
bleffée du frottement.

La finuofité de l'humérus a deux bords,
l'un interne, l'autre externe : ces bords
ont quelques inégalités ; ils fervent l'un &
l'autre à donner attache à des mufcles ;
au bord interne font attachés les tendons
du grand rond & du grand dorfal ; au
bord externe s'attachent les tendons du
grand pectoral & du coraco-brachial : ce
font les tendons de ces mufcles qui forment la couche dont eft tapiffée la cavité

de la sinuosité. Vers le milieu du bord externe de la sinuosité, & un peu plus en dehors, se remarque une empreinte musculaire, inégale & raboteuse, à laquelle s'attache le tendon du deltoïde. Sur le milieu du corps de l'os, l'on apperçoit un trou qui est l'ouverture d'un canal oblique, qui plonge obliquement de bas en haut jusques dans le grand canal de la moëlle ; par ce grand canal passe un rameau de l'artère brachiale, qui se distribue dans la moëlle & dans ses membranes. La partie postérieure du corps de l'os, présente peu de choses dignes d'être remarquées ; elle est un peu plus polie que l'antérieure ; l'on y remarque un enfoncement oblique & superficiel, le long duquel descend le cordon du nerf radial : cet enfoncement fait paroître l'os comme si on l'avoit tordu en deux sens opposés.

Depuis la partie moyenne de sa longueur, l'humérus en descendant s'applatit, & on y peut distinguer deux faces, une antérieure & une postérieure ; elles sont toujours un peu relevées en bosses dans leur milieu ; elles s'abaissent de plus sur leurs côtés ; elles se terminent latéralement en deux éminences longues, qui deviennent d'autant plus grandes à mesure qu'elles s'approchent de l'extrémité inférieure de l'os; arrivées à cette extrémité, elle se terminent dans deux éminences que nous appellerons les condyles de l'humérus.

Ces éminences ou bords saillans de la moitié inférieure de l'humérus donnent attache aux ligamens inter-musculaires, & à plusieurs fibres musculaires : on peut appeler ces éminences épines latérales de l'humérus. Toute la face antérieure de la moitié inférieure de l'humérus, est recouverte du muscle brachial interne, & la face postérieure est recouverte des fibres des extenseurs & leur donne attache. L'extrémité inférieure de l'humérus est la partie la plus large de cet os; elle est applatie de devant en arrière, & toute sa surface est relevée de différentes éminences & de plusieurs cavités & enfoncemens articulaires.

D'abord se présentent dans son milieu un enfoncement oblique & deux éminences, une de chaque côté de cet enfoncement; cet assemblage forme une poulie; la direction de cette poulie est oblique : elle s'avance obliquement de devant en arrière, & de dedans en dehors; elle a deux extrémités, une antérieure & une postérieure : sur l'extrémité antérieure se remarque une cavité, dans laquelle est logée une glande synoviale qui sépare la liqueur grasse dont la surface de la poulie est humectée; l'extrémité postérieure de

la poulie, eſt terminée par une cavité profonde dans laquelle eſt logée une glande
ſynoviale , & dans laquelle peuvent ſe
loger la capſule & les chairs quand elles
ſont pouſſées en arrière par l'extenſion du
coude ; le coude lui-même en remplit une
partie ſans s'y articuler , & ſans toucher
immédiatement la ſurface oſſeuſe de la
cavité.

Des deux éminences qui forment les
côtés de la poulie, l'une eſt interne &
l'autre externe ; l'interne eſt plus élevée :
elle eſt liſſe & articulaire du côté de la cavité de la poulie : elle en fait partie ; de
l'autre côté elle n'eſt point articulaire ;
elle eſt plus élevée que l'éminence externe ;
elle a auſſi plus d'étendue de devant en
arrière : elle eſt contiguë à une éminence
que nous appellerons le condyle interne
de l'humérus. L'éminence externe eſt arrondie comme une petite tête ; elle s'articule avec la cavité glénoïdale de la tête
du radius : dans la poulie eſt reçue l'extrémité ſupérieure du cubitus ; elle forme
avec la cavité ſygmoïde du cubitus, une
articulation par charnière qui exclut tout
autre mouvement que celui de flexion &
d'extenſion.

De chaque côté de l'extrémité inférieure
de l'humérus , ſe préſente une éminence
conſidérable, connue ſous le nom de condyle ;

dyle; l'une de ces éminences est placée au côté interne de l'extrémité inférieure de l'humérus; l'autre est au côté externe : la première ou le condyle interne, est une éminence saillante dont la surface est inégale; dans laquelle se termine cette ligne saillante que nous avons appelée l'épine latérale interne de l'humérus. Le condyle externe est plus gros & moins saillant que l'interne; les deux condyles donnent attache aux ligamens inter-musculaires & à plusieurs muscles.

Le long du corps de l'os, règne intérieurement au milieu de la substance un grand & long canal, rempli d'une substance grasse & onctueuse, connue sous le nom de moëlle; le canal qui contient & renferme cette substance, est appelé le canal de la moëlle : aux approches des extrémités de l'os, ce canal disparoît; une substance cellulaire & réticulaire se détache de la substance compacte, & remplit l'intérieur de l'os de lames osseuses & de filets qui se croisent en différens sens, ainsi qu'il a été plus amplement expliqué dans les prolégomènes de cet ouvrage.

La substance de l'os du bras est toute compacte dans le corps de l'os; aux extrémités c'est une substance cellulaire, recouverte d'une couche de substance compacte.

L'os du bras est articulé avec trois os, l'omoplate, le cubitus & le radius; il est articulé avec l'omoplate, par son extrémité supérieure; avec le cubitus, par la poulie de l'extrémité inférieure; avec le radius, par l'éminence arrondie placée au côté ou bord externe de la poulie. La cavité de cette poulie, & toute la surface de l'éminence arrondie, destinée à l'articulation de l'os du bras avec le radius, est recouverte d'une lame très-mince de substance cartilagineuse.

Pour mettre l'os du bras en situation, & pour distinguer le droit du gauche, il faut placer l'extrémité en forme de tête en haut; le condyle le plus long & le plus saillant doit être situé en dedans & un peu en arrière; & la grande cavité de l'extrémité inférieure, que nous avons remarquée au bout postérieur de la poulie, doit être située extérieurement & postérieurement.

L'os du bras a beaucoup d'usages : son articulation avec la cavité glénoïdale de l'omoplate, lui permet toute sorte de mouvemens; il les exécute tous avec facilité; il est de tous les os du corps humain, celui qui contribue le plus à nous procurer la jouissance des objets de nos desirs, &

qui nous met en état d'essuyer les travaux pénibles qu'exige de nous la condition humaine : c'est un long & fort levier propre à surmonter la résistance des fardeaux les plus pesans, & à produire des effets surprenans.

La tête de l'humérus en glissant, parcourt en tous sens l'espace que lui présente la cavité glénoïdale ; il en sortiroit à tout instant, s'il n'étoit retenu dans sa place par l'action de quelques muscles, dont la nature à cette fin a environné la capsule de son articulation avec l'omoplate ; il fait des demi-tours sur son propre axe ; son extrémité inférieure, comme le bout d'un levier mobile, parcourt de grands espaces ; l'avant-bras & la main sont portés avec elle aux distances qu'il nous plaît ; elle est élevée & tout le bras avec elle ; elle est abaissée ; elle est partie en dedans & partie en dehors ; elle suit encore tous les mouvemens moyens entre ces quatre mouvemens directs ; elle décrit un mouvement circulaire ou en fronde ; tout le bras est porté circulairement avec elle ; la seule tête ou extrémité supérieure de l'humérus dans ce dernier mouvement, reste immobile ou presqu'immobile.

L'os du bras donne insertion à vingt-quatre muscles, qui sont le sur-épineux, le sous-épineux, le sous-scapulaire, le grand, le petit rond, le grand dorſal, le grand peĉtoral, le deltoïde, le coraco-brachial, le brachial interne, le long ex-tenſeur, le court extenſeur, le brachial externe, l'anconéus, le long ſupinateur, le court ſupinateur, le radial externe, le cubital externe, l'extenſeur commun des doigts, le long palmaire, le rond prona-teur, le radial interne, le cubital interne, le muſcle ſublime, & quelquefois le muſcle profond.

L'os du bras donne attache au muſcle ſur-épineux, par la première empreinte muſculaire de la groſſe tubéroſité (a); au ſous-épineux, par la ſeconde empreinte muſculaire de cette même tubéroſité; au petit rond, par la troiſième ou dernière empreinte muſculaire de la groſſe tubéro-ſité; au muſcle ſous-ſcapulaire, par la petite tubéroſité; au grand dorſal, par le bord interne de la ſinuoſité du tendon du biceps; au grand rond, par le même bord interne de la ſinuoſité du tendon du bi-ceps; au coraco-brachial, par le bord externe de la ſinuoſité du tendon du bi-ceps; au grand peĉtoral, par le même

---

(a) *Nous avons dit en parlant de cette tubéro-ſité, qu'elle étoit marquée de trois empreintes muſ-culaires, une ſupérieure ou première, une moyenne & une inférieure.*

bord externe; au deltoïde, par la grande empreinte musculaire du corps de l'os, à peu de distance du bord externe de la sinuosité du tendon du biceps; au brachial interne, par toute la face antérieure de la moitié inférieure du corps de l'os; au court extenseur, par les deux tiers internes & postérieurs du corps de l'os; au brachial externe, par presque toute la longueur du corps de l'os extérieurement & postérieurement; à l'anconéus, par son condyle externe; au long supinateur, par l'épine latérale externe, & par le ligament inter-musculaire externe; au radial externe, par l'épine latérale externe, & par le condyle externe; au cubital externe, par le condyle externe; à l'extenseur commun des doigts, par le condyle externe; au court supinateur, par la partie inférieure du condyle externe; au long palmaire, par l'épine latérale interne, & par le condyle interne; au rond pronateur, par l'épine latérale interne, & par le condyle interne; au radial interne, par le condyle interne; au cubital interne, par le condyle interne; au muscle sublime, par le condyle interne : il donne quelquefois aussi attache à un plan charnu qui fait partie du muscle profond, par le condyle interne.

Le long de l'os du bras descend, comme

l'on fait, un gros paquet de vaisseaux &
de nerfs, qui, arrivé au coude ou au pli du
bras, se divise en plusieurs troncs pour
l'avant-bras, la main & les doigts. Ce
gros trousseau, dont il est très-important
de connoître la position, ne touche pas
l'os immédiatement ; il marche entre le
muscle biceps & le brachial interne ; il
ne se trouve derrière l'os qu'un nerf considérable, c'est le nerf radial. De-là il est
facile de conclure que les plaies de la
partie antérieure du bras, sont bien plus
dangereuses que celles de la partie postérieure ; que dans les cas où il faut trouver
le paquet des nerfs & des vaisseaux pour
faire la ligature de l'artère brachiale, ou
pour ôter quelque concrétion ou quelque
corps étranger qui gêne les nerfs & les
vaisseaux, c'est le long de la partie antérieure & un peu interne de l'os du bras,
qu'il le faut chercher ; il est encore utile
de savoir que, plus le siège du mal est
élevé vers la tête de l'humérus, plus le
paquet que l'on cherche est en dedans, &
qu'il s'éloigne d'autant plus de cette situation, plus il approche de l'extrémité inférieure, où il est situé presque sur le milieu de la face antérieure ; que pour y
réussir, il seroit hors de raison de faire
pénétrer le tranchant de l'instrument jusqu'à
l'os, comme il seroit inutile de ne le

faire pénétrer que jusqu'à la graisse ; que l'on peut, en connoissant bien la conformation du muscle biceps & la situation du cordon des nerfs & des vaisseaux, éviter de couper le ventre & le tendon du muscle biceps, à moins qu'une raison grave n'y oblige ; mais ce seroit une circonstance bien rare que celle qui obligeroit à les couper à dessein, & ce seroit toujours une faute honteuse de le faire sans le savoir.

CHAPITRE XXXVII.

Ligamens de l'articulation de l'Os du Bras avec l'Omoplate.

CETTE articulation est d'abord environnée par une capsule membraneuse, largement attachée au contour de la cavité glénoïdale : contour qui est un peu relevé par un petit bourrelet ligamenteux ; la capsule s'insère à tout le contour du col de l'humérus, excepté cet espace qui est entre la grosse & la petite tubérosité de la tête de l'humérus ; car en cet endroit, elle forme un prolongement qui se continue le long de la gouttière du tendon du biceps, tapisse cette gouttière, & sert de gaîne au tendon.

Cette capsule seroit trop foible par elle-même, pour contenir dans sa place la tête de l'humérus; mais elle est fortifiée & recouverte de différens plans ligamenteux, qui sont attachés par leurs extrémités postérieures au contour du col de l'omoplate, & par leurs extrémités antérieures, au contour du col de l'humérus.

Elle est de plus fortifiée & recouverte de plusieurs fibres tendineuses & ligamenteuses; les fibres tendineuses lui viennent des tendons du muscle sur-épineux, du sous-épineux, du petit rond, du sous-scapulaire; les fibres ligamenteuses font des productions des ligamens que je viens d'indiquer : au reste, ces ligamens sont principalement placés dans les intervalles que les tendons des quatre muscles dont je viens de parler, laissent entre eux.

Depuis le milieu de l'os du bras, de chaque côté de cet os & jusqu'à ses condyles, règne un ligament long, applati, appelé ligament inter-musculaire : ce ligament est plus petit par en haut que par en bas : celui qui est placé le long du côté ou bord externe de la moitié inférieure de l'humérus, s'appelle ligament inter-musculaire externe : celui qui est placé le long du côté interne de la moitié inférieure de l'humérus, s'appelle ligament inter-muſculaire interne ; ils ſe terminent l'un & l'autre , à l'un & l'autre condyle; mais ils ſont très-adhérens , & aux muſcles , & à l'aponévroſe qui recouvre l'avant-bras.

L'articulation de l'os du bras avec le radius & avec le cubitus , eſt d'abord environnée d'une capſule qui eſt attachée à l'extrémité inférieure de chaque condyle, & à tout le contour des facettes articulaires de l'extrémité inférieure de l'humérus ; poſtérieurement cette capſule s'éloigne un peu de l'extrémité de la poulie articulaire , & s'attache derrière la grande cavité poſtérieure : elle s'éloigne auſſi un peu antérieurement de l'extrémité antérieure de la poulie cartilagineuſe , & s'attache derrière la petite foſſette ou cavité antérieure.

La capſule eſt attachée inférieurement au contour de la grande cavité ſygmoïde de l'olécrâne , & au contour de l'apophyſe coronoïde : elle s'avance ſur la tête du rayon , & s'inſère au ligament coronaire de cet os.

Cette capſule eſt fortifiée de deux ligamens latéraux , dont l'un eſt appelé ligament latéral interne de l'articulation du bras avec l'avant-bras ; l'autre eſt nommé ligament latéral externe. Le ligament la-

téral interne est attaché par son extrémité supérieure au condyle interne de
l'humérus, il devient fort adhérent à la
capsule; il la fortifie, & s'insère au côté
interne de la grande cavité sygmoïde de
l'os du coude; ses fibres dans cette attache
s'épanouissent en forme de rayons : ce
ligament peut être appelé brachio-cubital.

Le ligament latéral externe est attaché
supérieurement au condyle externe de l'humérus ; ses fibres se répandent en forme
de rayons, & se terminent au ligament
coronaire du rayon & à la partie latérale
externe de l'olécrâne ; il contracte, ainsi
que le précédent, de fortes adhérences
avec la capsule articulaire : on le peut
appeler ligament brachio-radial.

Comme il est très important dans les
luxations & fractures de l'os du bras, de
savoir sa véritable situation, je vais l'exposer en deux mots.

Dans la situation naturelle de l'os du
bras, sa tête arrondie en forme de demi-
globe, est tournée en dedans, la grosse
tubérosité regarde en dehors ; le condyle
externe est autant en devant qu'en dehors,
& le condyle interne est autant en arrière
qu'en dedans.

L'os du bras se luxe très-aisément ; cette
vérité est prouvée par l'expérience & fondée sur la raison : ce qui prouve d'abord

que l'os du bras se luxe très-facilement,
c'est la grosseur de sa tête, relativement
au peu d'étendue de la cavité sur laquelle
cette tête est articulée, c'est de plus le
peu de profondeur de cette cavité : cette
même structure nous fait aussi concevoir,
que presque toutes les luxations du bras
sont complètes.

Cependant, les luxations de l'humérus
ne se font pas dans toutes les directions
avec la même facilité : cet os ne se peut
guère fixer en haut ni en dedans, parce
que la tête est retenue par l'acromium,
& par des ligamens très-forts, placés entre
l'acromium & l'apophyse coracoïde & la
clavicule ; mais il se luxe en bas, en
dedans, en bas directement ; en arrière &
en bas ; tout-à-fait en arrière, en arrière
& en haut.

Les fractures les plus communes de l'os
du bras, sont de travers ; il y en a aussi
d'obliques ; les unes & les autres se connoissent assez facilement ; il seroit trop
long d'entrer dans le détail de leurs
signes. Les fractures en travers se réduisent plus difficilement, se connoissent plus
aisément, & sont plus aisées à maintenir
après les avoir réduites que les fractures
obliques. J'ai vu grand nombre d'os du
bras qui avoient été fracturés obliquement, & qui, pour n'avoir pas été réduits

ou pour n'avoir pas été maintenus après la réduction, étoient restés beaucoup plus courts qu'ils ne sont naturellement; les deux extremités fracturées empiétoient l'une sur l'autre, & s'étoient soudées si fortement, qu'il seroit aussi difficile de les casser dans cet endroit, qu'au dessus ou au dessous de la fracture.

Les glandes de l'articulation de l'humérus avec l'omoplate, sont placées sur le bord interne de l'attache scapulaire de la capsule articulaire, & sur le bord interne de l'attache humérale de cette même capsule; ce sont de petits corps rougeâtres qui, dans certains sujets tels que les rachytiques, & dans les engorgemens des vaisseaux de la capsule & des ligamens, ressemblent à de petites excroissances charnues ou à de petits champignons : le plus sûr moyen de rendre ces glandes bien sensibles, est d'injecter les artères du sujet sur lequel on les veut examiner; mais il faut que l'injection soit très-fine. A la faveur d'une telle injection l'on apperçoit le lieu où finit le périoste, & l'on voit très-clairement les vaisseaux de cette membrane se répandre dans les grains glanduleux de l'articulation, & dans ceux de la capsule. Les artères des glandes de l'extrémité de l'humérus naissent de cette grande branche que produit l'artère du bras, &

qui fait presque tout le tour du col de l'humérus, quelques-uns l'appellent artère articulaire ; les rameaux qu'elle répand dans la substance glanduleuse de l'articulation sont très-nombreux. Les glandes articulaires placées sur le bord interne de l'attache scapulaire de la capsule, naissent de cette branche de l'artère scapulaire qui passe par l'échancrure de la côte supérieure de l'omoplate.

Les sources de la liqueur qui entretient la souplesse de la capsule, ne sont pas toutes renfermées dans sa cavité, quelques-unes sont placées sur le contour extérieur de l'une & de l'autre attache de la capsule.

La moëlle de l'humérus est ramassée en masse dans la longueur du canal cylindrique de cet os, & elle est partagée aux extrémités par les cloisons du tissu cellulaire, & par les filets du tissu réticulaire ; elle est quelquefois partagée dans le canal cylindrique par des cloisons à peu près semblables à celles dont j'ai parlé dans l'article de l'os de la cuisse.

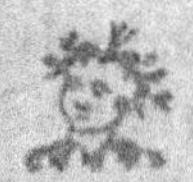

CHAPITRE XXXVIII.

Des Os de l'Avant-Bras, & premièrement du Cubitus.

L'AVANT-BRAS est cette partie de l'extrémité supérieure comprise depuis la main jusqu'au bras proprement dit; il est formé de deux os longs placés parallèlement l'un auprès de l'autre, & liés l'un à l'autre au bras & à la main par plusieurs muscles & plusieurs ligamens : l'un de ces os est appelé radius, l'autre se nomme cubitus ou l'os du coude.

Ces deux os ont un mouvement commun de flexion & d'extension ; mais le rayon, outre ce mouvement en double sens opposé, en a un particulier par lequel il tourne en deux sens opposés sur l'axe de son extrémité supérieure, pendant que par son extrémité inférieure il décrit un demi-cercle autour du cubitus considéré comme centre de ce mouvement. La main n'étant articulée qu'avec le radius, & n'ayant avec le cubitus que des adhérences lâches qui lui permettent de changer de situation par rapport à lui, suit le radius dans ses mouvemens demi-

circulaires que cet os décrit par son extrémité inférieure autour du cubitus : c'est
ce double mouvement que l'on appelle
pronation & supination.

L'on peut regarder le radius dans sa
situation naturelle, quand il est presque
parallèle, ou dans le même plan horizontal par toute sa longueur avec le cubitus. Il ne se peut éloigner de cet état
que nous appellons son état naturel, que
par le mouvement de pronation & de supination : sa situation la plus ordinaire est
dans un état moyen entre la pronation
& la supination ; par le mouvement de
pronation, l'extrémité inférieure du radius monte en tournant sur l'extrémité
inférieure du cubitus ; & d'externe qu'il
étoit, l'os devient interne par son extrémité inférieure ; en même temps le corps
de l'os dans toute sa longueur par une
ligne oblique, suit ce mouvement qui est
d'autant moins sensible, plus l'os s'approche de son extrémité supérieure, qui,
comme nous avons dit, ne fait dans ce
mouvement que tourner sur elle-même &
sur l'éminence arrondie que nous avons
observée à l'extrémité inférieure de l'os
du bras.

Par celui de supination, l'os retourne
à sa situation naturelle, c'est-à-dire, se
rétablit dans un même plan presque pa-

rallèle & horizontal avec le cubitus : je
dis presque parallèle, car, à proprement
parler, dans la situation la plus ordinaire,
le radius, quand il n'est pas tiré par l'action de ses muscles supinateurs & pronateurs, est dans un état moyen entre la
pronation & la supination. Son extrémité
inférieure & tout son corps, n'est ni tout-
à-fait dans un plan parallèle avec l'extrémité inférieure du cubitus, ni tout-à-fait
hors de ce plan. La main, ainsi que nous
l'avons avancé, suit exactement ce double
mouvement du radius; quand elle est tournée de façon que le dedans ou le creux
de la main regarde le ciel ou en haut, elle
est dans la supination; quand le creux de
la main regarde en bas, elle est au terme
de sa pronation; elle est dans sa situation
naturelle quand elle est dans un état moyen
entre la supination & la pronation, c'est-
à-dire, quand le creux de la main regarde
en dedans, & quand le dos regarde en
dehors.

L'on ne sauroit dans les maladies de
l'avant-bras & de la main avoir une trop
juste idée de la vraie situation de ces parties : sans cette idée juste & exacte, il est
souvent impossible de déterminer le vrai
siège de la maladie, distinguer quelle est
l'articulation qui est dérangée, quel est
ou quels sont les muscles qui souffrent. Il

n'y a que des demi-savans qui puissent soutenir qu'une telle connoissance ne soit la règle de la manœuvre que l'on doit employer pour guérir les maladies des extrémités supérieures. Pour l'acquérir, il est encore nécessaire de savoir que la main, quoique placée au bout de l'avant-bras, n'est pas tout-à-fait dans une même ligne droite avec le radius & le cubitus ; tout le bord interne de la main fait angle avec l'extrémité inférieure du cubitus, de façon qu'il est plus interne ou plus proche de notre corps que le cubitus.

L'os du coude est avec raison placé parmi les os longs ; il est en quelque sorte pyramidal ; la base de cette pyramide irrégulière touche l'os du bras ; sa pointe répond à la main sans y être unie par aucune articulation. Nous distinguerons dans cet os deux extrémités & un corps ou partie moyenne : le corps de l'os est triangulaire, & par conséquent est taillé à trois faces terminées chacune par un angle ; l'une de ces faces est supérieure, les deux autres sont inférieures.

La face supérieure est légèrement concave ; elle commence à l'extrémité supérieure depuis la racine d'une apophyse appellée coronoïde ; elle est médiocrement large à sa naissance ; elle se retrécit en s'approchant de l'extrémité inférieure, &

elle disparoît tout-à-fait aux approches de cette extrémité, parce qu'alors l'os prend une forme ronde; elle est percée vers le milieu de son trajet par un trou qui est l'ouverture d'un petit canal qui marche obliquement de haut en bas entre les couches osseuses, & qui s'ouvre dans le canal de la moëlle : ce petit canal transmet dans le canal de la moëlle un rameau de l'artère cubitale qui se distribue à la moëlle & aux cellules osseuses.

La face inférieure & interne commence d'un peu plus haut que la supérieure ; elle est pareillement plus large à sa naissance & sur l'extrémité supérieure de l'os, que vers son extrémité inférieure.

La face externe & inférieure commence au-dessous d'une cavité sygmoïde que je décrirai en parlant de l'extrémité supérieure du cubitus ; elle diminue depuis sa naissance jusques vers l'extrémité inférieure ; & à mesure qu'elle en approche, elle est coupée dans son trajet de quelques éminences en forme de lignes obliques pour l'insertion des muscles.

Des trois angles auxquels les faces se terminent, deux, relativement à leur situation, quand l'os est placé sur un plan horizontal, sont supérieurs, le troisième est inférieur. Des deux angles supérieurs, l'un est interne, l'autre externe. L'angle interne commence au-dessous du côté interne d'une éminence de l'extrémité supérieure du cubitus ; & cette éminence est appelée, ainsi que je le dirai encore ci-dessous, apophyse coronoïde ; il règne presque sur toute la longueur de l'os ; il finit avant d'arriver à l'extrémité inférieure de l'os, à cet endroit où le cubitus change sa forme triangulaire pour prendre une figure arrondie ou cylindrique. L'angle externe s'étend depuis une empreinte ou cavité articulaire, placée sur le côté externe de l'extrémité supérieure du cubitus ; cette cavité est appelée petite cavité sygmoïde du cubitus, pour la distinguer d'une autre cavité plus grande qu'elle, & qui est par cette raison appelée grande cavité sygmoïde ; cet angle est assez souvent interrompu dans son trajet ; il donne attache au ligament entr'osseux. L'angle postérieur ou inférieur est le plus long de tous ; il commence à l'extrémité supérieure du cubitus, & s'étend presque jusqu'à l'extrémité inférieure ; il est un peu convexe dans son trajet ; il ne descend pas tout droit, il fait au contraire une à deux inflexions.

L'extrémité supérieure du cubitus n'est pas tout-à-fait placée sur la même ligne que le corps de l'os, elle est un peu plus

en dedans ; elle est aussi plus grosse de
beaucoup que l'extrémité inférieure ; elle
forme deux éminences si considérables,
que l'on pourroit dire qu'elle en est formée : ces éminences sont de différente
grosseur ; la plus grande est appelée olécrâne, l'autre est nommée apophyse coronoïde.

La première est une grosse tubérosité,
dont la surface postérieure est inégale pour
l'attache des muscles ; pour peu que l'a-
vant-bras soit fléchi, elle fait en arrière
une saillie ou avance considérable qui
éloigne les puissances motrices de l'avant-
bras, du centre de sa flexion, & par conséquent en augmente la force : cette tubérosité forme dans le bras cette grosseur ou
avance que l'on appelle le coude. Toute
la partie antérieure de cette éminence est
creusée par une grande & profonde cavité
dont la surface est lisse & polie : elle a la
forme d'un croissant ; elle est comme partagée en deux par une éminence qui règne
sur sa longueur : elle est appelée grande cavité sygmoïde ; tout le devant de cette
cavité est pratiqué sur une autre éminence que nous avons appelée apophyse
coronoïde.

L'apophyse coronoïde est située plus
bas & plus en devant que l'olécrâne ; elle
est plus petite ; elle commence par une

bafe large & raboteufe; elle s'amincit en finiffant; elle donne attache à bien des mufcles & aux ligamens articulaires; elle a une facette articulaire qui s'unit avec celle de l'olécrâne pour former avec elle la grande cavité fygmoïde pour l'articulation du cubitus avec l'humérus. La grande cavité fygmoïde formée en partie par l'apophyfe coronoïde, & en partie par l'olécrâne, fait avec l'extrémité inférieure de l'humérus un ginglmye exact, c'eft ce qu'on appelle articulation par charnière : articulation qui exclud tout autre mouvement que celui de flexion & d'extenfion. C'eft à la faveur de cette charnière que le coude eft fléchi & étendu : le mouvement de flexion de l'os du coude, eft celui par lequel cet os, & avec lui tout notre avant-bras, eft remué de façon qu'il faffe avec le bras un angle plus ou moins confidérable : celui d'extenfion eft un mouvement par lequel le coude & tout l'avant-bras tendent à fe mettre en ligne droite avec le bras.

Dans cet endroit où l'olécrâne fe confond avec l'apophyfe coronoïde, l'on obferve latéralement & extérieurement une petite cavité fygmoïde; fa furface, ainfi que celle de la grande cavité fygmoïde, eft liffe & polie, & elle reçoit le bord interne & arrondi de la petite tête ou extrémité du radius; elle forme avec la tête du radius un ginglyme latéral, espèce d'articulation, qui, ainsi que la précédente, ne permet qu'un seul mouvement en deux sens opposés. Le contour de cette petite cavité est inégal pour l'attache du ligament articulaire qui affermit l'articulation de la tête du radius avec le cubitus. Sur la partie postérieure & inférieure de l'olécrâne, on remarque une empreinte musculaire en forme de ligne oblique, à laquelle s'attache l'extrémité inférieure du muscle anconéus.

L'extrémité inférieure du cubitus est beaucoup plus petite que la supérieure: on la prend depuis l'endroit où les angles & les trois faces de l'os cessent de se faire distinguer; elle est ronde ou cylindrique: quelques-uns appellent cette partie du cubitus, le col du cubitus. Sur sa partie interne on remarque une empreinte musculaire très-peu marquée, à laquelle s'insère le muscle quarré pronateur; cette extrémité se termine par une petite tête arrondie, sur laquelle se remarque à la partie postérieure ou inférieure de son contour, une éminence appelée l'épine du cubitus; sur le bord de cette éminence on remarque une petite gouttière sur laquelle glisse le tendon de l'extenseur propre du petit doigt : outre cette gouttière on apperçoit une petite cavité dans laquelle eſt logée une glande articulaire qui filtre une liqueur graſſe & onctueuſe pour l'articulation de l'extrémité inférieure du cubitus avec l'extrémité inférieure du radius. Tout le reſte de la petite tête par laquelle ſe termine le cubitns eſt liſſe, polie, & fait partie de l'articulation du radius & du cubitus ; il eſt de plus recouvert dans le frais d'une petite couche cartilagineuſe, ſur laquelle gliſſe l'extrémité du radius dans les mouvemens de pronation & de ſupination de l'avantbras.

La ſubſtance du cubitus eſt preſque toute compacte dans ſon milieu ; aux extrémités, elle eſt cellulaire au dedans de l'os, & cette ſubſtance cellulaire eſt recouverte d'une lame de ſubſtance compacte plus ou moins épaiſſe dans différens endroits. Il règne le long de cet os, comme dans la plupart des os longs, une cavité ou grand canal rempli de moëlle, & coupé dans quelques endroits par des lames ou feuillets oſſeux, & par des prolongemens de la ſubſtance cellulaire dont les extrémités ſont compoſées.

Pour placer le cubitus dans ſa ſituation, & pour diſtinguer le cubitus du côté droit du cubitus gauche, il faut placer en haut celle des deux extrémités qui eſt la plus

grosse & située postérieurement, & en
bas l'éminence en forme d'épine de l'extrémité inférieure ; il faut de plus que la
petite cavité sygmoïde de la grosse extrémité regarde en dehors.

L'os du coude est uni avec deux os
seulement, qui sont l'os du bras & le
rayon ; il est uni avec l'os du bras par la
grande cavité sygmoïde de l'extrémité supérieure ; il est articulé avec le radius,
par la petite cavité sygmoïde de la grosse
extrémité, & par la facette lisse & polie que nous avons remarquée latéralement sur la rondeur de la petite extrémité.

Le cubitus a plusieurs usages ; il forme
une partie très - considérable de l'avant-
bras ; il sert de base & d'appui au radius ;
il transporte à la main des vaisseaux, des
muscles & des nerfs ; il sert admirablement
aux mouvemens du radius & de la main,
& cela dans deux endroits ; dans l'un,
le radius tourne latéralement dans la petite cavité sygmoïde du cubitus ; dans
l'autre, le cubitus est un axe autour duquel le radius décrit un mouvement demi-
circulaire en deux sens opposés : tel est le
mouvement de l'extrémité inférieure du
radius sur la petite tête ou extrémité inférieure du cubitus.

Il forme trois ginglymes, un vrai ou di-
rect,

rect, & deux latéraux ; le premier & le plus grand est formé par son articulation avec l'os du bras, à la faveur de la grande cavité sygmoïde.

Des deux ginglymes latéraux, l'un est formé par la petite cavité sygmoïde ; l'autre, par la petite tête ou extrémité inférieure du cubitus ; mais dans celui-là, c'est la petite tête du radius qui tourne dans une cavité ; dans le dernier, c'est une cavité qui tourne autour d'une petite tête.

Le cubitus donne attache à plusieurs muscles & à plusieurs ligamens ; il donne attache au long extenseur, au court extenseur, au brachial externe, à l'anconéus, au brachial interne, au cubital externe, au cubital interne, au sublime, au profond, au long fléchisseur du pouce, à l'extenseur commun des doigts, à l'extenseur du petit doigt, aux extenseurs du pouce, au quarré pronateur, au ligament entr'osseux, au ligament latéral interne de l'os du bras, au ligament latéral externe du même os, à la capsule articulaire qui l'unit à l'os du bras, à celle qui l'unit avec l'extrémité supérieure du radius, & à celle qui l'unit avec l'extrémité inférieure de ce même os, aux fibres ligamenteuses qui le lient avec le carpe, au ligament transversal ou annulaire du carpe.

Partie III.   L

Il donne attache au long extenseur, au court extenseur & au brachial externe, par l'olécrâne ; à l'anconéus, par l'empreinte musculaire en forme de ligne oblique que nous avons remarquée au-dessous de l'olécrâne ; au brachial interne, par une empreinte musculaire placée à la base de l'apophyse coronoïde ; au cubital externe, par la face latérale externe, & par l'angle postérieur ; au cubital interne, par la face latérale interne & par l'angle postérieur ; au sublime, par la face antérieure ou supérieure ; au profond, par la face antérieure & par l'angle interne ; au long fléchisseur du pouce, par la face antérieure & par l'angle interne ; à l'extenseur commun des doigts, par la face postérieure & externe ; à l'extenseur propre du petit doigt, & aux extenseurs du pouce, par la face postérieure & externe ; au quarré pronateur, par une empreinte musculaire en forme de ligne qui règne le long du bord interne de l'extrémité inférieure au dessus de la petite tête ; au ligament entr'osseux, par toute la longueur de l'angle interne ; au ligament latéral interne de l'os du bras, par le côté interne de l'olécrâne ; à la capsule articulaire qui l'unit avec l'os du bras, par le contour de la grande cavité sygmoïde ; à la capsule qui l'unit avec la tête du radius, par le con-

tour de la petite cavité sygmoïde ; à celle
qui l'unit avec l'extrémité inférieure du
radius , par le contour de la petite tête
ou de l'extrémité inférieure ; aux bres
ligamenteuses qui l'uniſſent au carpe , par
l'épine que nous avons remarquée ſur ſon
extrémité inférieure ; aux ligamens annulaires , par le bord interne de l'extrémité
inférieure.

Il faut remarquer qu'il ſe trouve encore
une couche de ſubſtance ligamenteuſe aſſez
épaiſſe , placée entre l'extrémité du cubitus , & entre l'extrémité interne de la première rangée des os du carpe : cette couche a le double uſage d'affermir l'union
du carpe avec l'extrémité du cubitus , &
d'amortir les efforts que le derrière du
carpe fait quelquefois ſur l'extrémité du
cubitus dans pluſieurs des actions de notre
main , comme quand nous pouſſons obliquement un corps avec la main ; car le cubitus reçoit quelquefois une partie de l'effort
de la main , quoiqu'il n'y ait point de
véritable articulation entre le carpe & le
cubitus.

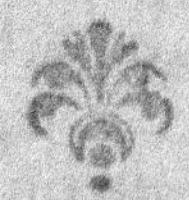

CHAPITRE XXXIX.

Du second Os de l'Avant-Bras, appellé Rayon.

Le rayon est un os long, placé à côté du cubitus; il est un peu plus court que lui; il lui est presque parallèle; il le touche en deux endroits en haut en bas. Il a beaucoup de grosseur par son extrémité inférieure; & le cubitus, ainsi que nous venons de le remarquer, en a très-peu; il a peu d'épaisseur par en haut, & le cubitus, comme nous l'avons vu, en a beaucoup; d'où il résulte un partage presque égal de la substance osseuse dans la composition de l'avant-bras, tant en haut qu'en bas.

Cet os se divise en corps & en extrémités; son corps ou sa partie moyenne a deux faces & deux côtés; des deux faces, l'une est supérieure, & l'autre inférieure; des côtés, l'un est externe, & l'autre interne.

La face supérieure ou antérieure est un peu concave, sur-tout vers son milieu, où l'on remarque un enfoncement oblong;

elle s'étend depuis une tubérosité, dont nous allons parler, jusqu'à l'extrémité inférieure de l'os ; elle est étroite dans son commencement ; elle s'élargit à mesure qu'elle descend ; dans son étendue, on lui remarque quelques inégalités plus ou moins marquées suivant les sujets : du reste elle est lisse & polie ; elle est percée vers son milieu par un trou qui est l'ouverture d'un canal qui pénètre en descendant obliquement jusques dans le grand canal de la moëlle. La face postérieure ou inférieure de l'os est un peu convexe ; elle s'étend suivant presque toute la longueur de l'os ; elle est un peu plus large que la face supépérieure ou antérieure.

Des côtés, celui que nous avons nommé externe est beaucoup plus épais que l'interne ; il est arrondi & un peu convexe ; il parcourt toute la longueur de l'os ; sur le milieu de son trajet on lui remarque une empreinte musculaire, à laquelle s'attache le muscle rond pronateur : dans quelques sujets on lui remarque quelques inégalités à l'endroit où il se termine dans l'extrémité inférieure : du reste sa surface est lisse & polie ; c'est à ces dernières inégalités que s'attache le quarré pronateur. Le côté interne est tranchant & un peu plus court que l'externe ; il prend de l'épaisseur en s'approchant de l'extrémité inférieure, & cesse d'être tranchant ; dans toute son étendue, il donne attache au ligament entr'osseux & à plusieurs muscles.

Des deux extrémités, la supérieure est de beaucoup plus petite que l'inférieure : c'est une petite tête applatie & un peu concave par le bout, recouverte d'une surface très-lisse & très-polie dans toute son étendue ; la petite cavité que l'on remarque au bout de cette tête s'articule avec une éminence arrondie que nous avons observée sur le côté externe de la poulie de l'os du bras. A la faveur de cette articulation, 1°. le radius suit le cubitus dans ses mouvemens de flexion & d'extension. En second lieu, il fait un mouvement demi-circulaire en double sens, & l'éminence arrondie de l'os du bras est l'axe sur lequel, dans ce mouvement, il tourne à droite & à gauche. Le contour de la petite tête est très-lisse & polie, sur-tout du côté du cubitus, parce qu'il tourne latéralement dans la petite cavité sygmoïde du cubitus, avec laquelle il est articulé.

Au-dessous de la petite tête, le radius se rétrécit tout-à-coup : cet endroit de son rétrécissement est appelé le col du radius ; ce col est cylindrique & présente sur son côté interne une tubérosité consi-

dérable, appelée la tubérosité du radius,
dans laquelle trois objets principaux se
font appercevoir ; car d'abord se présente
une surface lisse & polie placée au haut
de la tubérosité ; elle est même recouverte
d'une couche cartilagineuse sur laquelle
glisse le tendon du muscle biceps ; au dessous de cette surface polie, on apperçoit
une surface raboteuse à laquelle est attaché le tendon du biceps ; à côté de la
surface polie, & un peu plus en dedans,
se présente une petite cavité dans laquelle
est placée une glande qui filtre une liqueur grasse & onctueuse qui humecte
continuellement la surface polie sur laquelle glisse le tendon du biceps, & cela
afin que dans les mouvemens de pronation
& de supination du radius, le tendon
ne soit point incommodé du grand frottement qu'il éprouve. Pour qu'il ne se fît
point une dépense inutile de la liqueur
grasse filtrée par l'organe glanduleux, pour
qu'elle ne s'épanchât point dans les intervalles des muscles & des os, la nature a
attaché une capsule membraneuse à toute
la circonférence de la partie polie de la
tubérosité, & aux deux bords du tendon,
& cette capsule conserve précieusement
la liqueur que la glande verse dans sa
cavité.

Pour voir clairement de ses propres

yeux fur quel fondement eft appuyé l'ufage
que nous donnons à la capfule du tendon
du biceps, & pour fe former une idée jufte
des degrés d'allongement & de raccour-
ciffement par lefquels paffe le mufcle biceps, & du chemin que parcourt fon tendon, il fuffit, dans le frais, d'examiner
avec foin les mouvemens que l'on peut
faire exécuter au radius fur le cubitus ;
mais pour fe procurer ce fpectacle inftruc-
tif, il eft néceffaire que l'on enlève toutes
les chairs, les vaiffeaux, les nerfs & les
graiffes dont l'avant-bras eft recouvert ;
il ne faut laiffer que le tendon du biceps,
les os & les ligamens articulaires ; il faut
enfuite faire exécuter de fa propre main
au radius fon double mouvement de pronation & de fupination ; alors on apperçoit fenfiblement qu'à mefure que le radius paffe de l'état de fupination à celui
de pronation, le tendon du biceps defcend, fe plie & fe roule autour de la partie polie de la tubérofité. Cela fait, fi
l'on tire en haut avec la main le tendon
du biceps, à proportion qu'on le tirera
on verra la partie polie de la tubérofité, qui s'étoit plongée dans le fond de
l'intervalle des deux os de l'avant-bras,
reparoître, le tendon remonter, fe dé-
vider, & le radius paffer de l'état de
pronation à celui de fupination, qui

peut être regardé comme l'état naturel de
cet os.

Quand je dis que l'état de supination
est l'état naturel du radius, je ne prétends
pas parler d'une supination forcée, mais
d'un état presque moyen entre la supination & la pronation : par cette expérience
il est prouvé que le biceps est d'abord supinateur. Si l'on continue de tirer sur le
tendon du biceps après que le radius est
arrivé au terme d'une forte supination,
alors tout l'avant-bras est fléchi; il s'élève
vers l'os du bras, & par cette expérience,
l'usage que tous les Anatomistes attribuent
au biceps, de fléchir l'avant-bras, est mis
en évidence. Après avoir fait ces premières recherches, si l'on tire le tendon
vers le devant du bras & en bas, l'on
appercevra aisément la capsule que nous
venons de décrire attachée aux deux bords
du tendon, à l'endroit de son insertion
& un peu au dessus, & toute la circonférence de la partie polie de la tubérosité &
de la petite cavité dans laquelle est placé
l'organe glanduleux qui se laissera facilement appercevoir si l'on coupe la capsule :
on verra aussi toute la surface du tendon
renfermée dans la capsule, & toute celle
de la partie polie de la tubérosité, humectée de la liqueur grasse que la glande
a préparée & fournie dans la cavité de la

capsule : si on presse cette glande, on en
fera sortir de nouvelle, & l'on appercevra aisément les petits vaisseaux qui s'y
distribuent.

Au dessous de la tubérosité & du col
du radius, cet os s'aggrandit en toutes
dimensions, & continue de s'aggrandir
ainsi jusqu'à son extrémité inférieure, dont
nous allons maintenant parler.

L'extrémité inférieure du radius est très-
grosse, elle est comme la base d'une pyramide ; on y distingue trois faces & deux
côtés ; des faces, l'une est supérieure,
l'autre inférieure, la troisième est antérieure. La face supérieure présente peu
de choses à remarquer ; elle se termine
par un bord presque droit, ou qui marche presque droit d'un côté à l'autre côté.
La face inférieure ou postérieure est convexe ; elle est creusée de plusieurs enfoncemens ou gouttières, dont les bords
peu saillans donnent attache à des ligamens qui empêchent les tendons des muscles qui vont aux doigts & à la main de se
déplacer.

Ces gouttières ou sinuosités, & les ligamens qui s'attachent à leurs bords, sont
donc des puissances qui dirigent les tendons
dans leur action. La première de ces sinuosités, en commençant du côté du cubitus,
est petite & oblique dans sa direction ;

elle tranſmet à la main le tendon de l'extenſeur propre du petit doigt. La ſeconde
eſt la plus grande de toutes ; elle laiſſe
paſſer les tendons de l'extenſeur commun
des doigts. La troiſième eſt petite &
oblique : elle tranſmet à la main le tendon
de la troiſième phalange du pouce. La quatrième eſt grande , & laiſſe paſſer dans ſa
cavité les tendons du muſcle radial externe.

La troiſième face de l'extrémité du radius, eſt une large cavité très-ſuperficielle,
diviſée en deux parties par une petite
éminence à peine ſenſible , recouverte
dans toute ſon étendue d'une lame cartilagineuſe : c'eſt dans cette grande cavité
glénoïde , qu'eſt reçue la convexité de la
première rangée des os du carpe. La troiſième eſt articulaire ; elle eſt un peu concave : elle eſt enduite d'une couche cartilagineuſe , & comme diviſée par une ligne
ſuperficielle ; ſon étendue eſt conſidérable :
elle reçoit elle ſeule toute la convexité
des os du poignet : le long du bord interne de cette cavité , l'on apperçoit un
petit cartilage inter-articulaire , preſque
triangulaire.

Des deux côtés que nous avons diſtingué
dans l'extrémité inférieure du radius , l'un
eſt interne ou cubital , l'autre eſt externe ;
le côté interne ou cubital eſt creuſé par un

enfoncement, sur le devant duquel on remarque une cavité articulaire, dans laquelle est reçu le bord externe de l'extrémité inférieure du cubitus : cette cavité est sygmoïde ou taillée en croissant ; elle tourne autour de la petite tête du cubitus, comme autour d'un centre immobile ; elle se termine presque dans la grande cavité articulaire qui reçoit le carpe, ou n'en est séparée que par un bord mince, tranchant & très-poli : elle est enduite, ainsi que toutes les cavités articulaires, d'une couche cartilagineuse.

Le côté externe de l'extrémité inférieure du radius est fort épais ; il se termine inférieurement par une éminence que l'on appelle l'épine du radius : à côté de cette éminence se touve une gouttière par laquelle passent les tendons des courts extenseurs du pouce ; l'éminence ou l'épine borne la grande cavité articulaire qui reçoit la convexité du carpe, & en fait par sa base une légère partie : l'on observe quelquefois sur le bord externe de l'extrémité inférieure du radius une empreinte musculaire, à l'endroit où s'insère le long supinateur.

Le radius, ainsi que tous les os longs, est creusé dans sa longueur par un grand canal rempli de la moëlle & des feuillets osseux qui servent à la soutenir : la moëlle

y est déposée, conservée; elle y est re-
prise par des veines; elle y est entretenue
par des artères; elle s'insinue entre les
écailles & les lames de l'os; le périoste interne ne peut s'opposer à son cours à travers
la substance de l'os, parce qu'il ne recouvre
pas toute la surface intérieure du canal.

Le radius est articulé avec cinq os; avec
l'os du bras, avec le cubitus, & avec les
trois os qui composent la première rangée
du carpe, savoir : l'os naviculaire, l'os
lunaire & l'os triangulaire ; il est uni avec
l'os du bras par l'enfoncement superficiel
que nous avons remarquée sur sa petite
tête; avec le cubitus, par une grande partie
du contour de sa tête ; il est articulé inférieurement avec la petite tête du cubitus,
par la petite cavité sygmoïde que nous
avons observée sur le côté cubital de son
extrémité inférieure; il est articulé avec
les trois os de la première rangée du
carpe, par la troisième face de son extrémité inférieure.

Pour mettre le radius en situation, &
pour distinguer le radius droit du gauche,
il faut placer sa tête en haut, la face convexe du corps de l'os doit être mise en
arrière ou en bas, & la cavité sygmoïde
de l'extrémité inférieure doit être placée
en dedans.

Le radius a beaucoup d'usages; il forme

une partie très-confidérable de l'avant-
bras ; il eſt la baſe & le point fixe de
la moitié des muſcles & des autres parties
molles qui compoſent l'avant-bras , & qui
vont à la main : c'eſt un long levier mobile preſqu'en tout ſens ; il eſt l'appui de
la main & du poignet : c'eſt lui qui la
remue & la tourne de côté & d'autre : c'eſt
à lui qu'elle doit une partie de la dextérité,
de la viteſſe & de l'étendue de ſes mouvemens ; il préſente une loge très-com-
mode à la convexité du carpe , par la
grande face glénoïdale qui eſt taillée à ſon
extrémité inférieure ; c'eſt lui qui reçoit le
choc des corps contre leſquels nous faiſons effort , ſoit que nous nous efforcions
de pouſſer en avant quelque corps qui nous
réſiſte , ſoit qu'entraînés à terre par le
poids de notre corps ou par les efforts
violens d'une puiſſance étrangère , nous
préſentions nos mains vers la terre pour
éviter les effets fâcheux d'un chûte vio-
lente ; il tranſmet à la main les tendons de
pluſieurs muſcles , ſans que ces tendons ,
quelque multipliés qu'ils ſoient , ſe con-
fondent enſemble & ſe dérangent de leur
place naturelle , & cela à la faveur des
gouttières qui ſont creuſées ſur la convexité de ſon extrémité inférieure , & des
ligamens particuliers qui s'attachent aux
bords ſaillans de chaque gouttière.

Il donne attache à bien des muscles, savoir, au court supinateur, au sublime, au profond, au long fléchisseur du pouce, au rond pronateur, au carré pronateur, au long supinateur, à l'extenseur commun des doigts, à l'extenseur de la première & seconde phalange du pouce.

Il donne attache au court supinateur par la partie interne & antérieure du col attenant la tubérosité; au sublime, par la plus grande partie de sa face antérieure, & par son côté ou angle externe; au profond, par sa face antérieure & par son angle interne; au long fléchisseur du pouce, par l'enfoncement que nous avons remarqué sur sa face antérieure; au rond pronateur, par une empreinte musculaire gravée sur le milieu de son côté externe; au long supinateur, par le bord ou côté externe de l'extrémité inférieure; à l'extenseur commun des doigts, par sa face postérieure ou inférieure.

Je ne puis finir ce long détail sur la structure des os de l'avant-bras, sans se rappeler encore une fois les rapports de ressemblance, & les différences que la nature a placées comme par opposition des unes aux autres dans ces deux os. Vous voyez avec moi le cubitus faisant une grosse éminence par son extrémité supérieure, & le radius se terminant supérieurement par une petite tête arrondie : vous remarquez le cubitus grêle & mince par son extrémité inférieure formant une petite tête arrondie, pendant que le radius, par son extrémité inférieure, forme une grosseur très-confidérable : vous remarquez fupérieurement une double cavité articulaire au cubitus, & au radius une petite tête liffe & polie dans prefque toute fon étendue : vous obfervez de même une double cavité au radius, mais c'eft à fon extrémité inférieure, & au cubitus une petite tête arrondie. La nature a terminé chacun des deux os par une petite tête arrondie ; dans l'un & dans l'autre, elle a creufé une cavité articulaire, & une troifième fur le fommet du radius : elle a inventé toutes ces machines pour donner de l'étendue aux mouvemens de nos bras & de nos mains, & pour leur donner toute cette dextérité qui brille dans les ouvrages qui fortent de la main des hommes.

De toutes les différentes cavités que nous remarquons dans les os de l'avant-bras, il n'y en a que deux qui fervent aux mouvemens de flexion & d'extenfion de l'avant-bras : telles font la grande cavité fygmoïde du cubitus, & la petite cavité creufée fur la petite tête du radius ; les autres ont été conftruites pour les mou-

vemens latéraux de radius & pour ceux
de la main. Je dis pour les mouvemens
latéraux du radius, car le cubitus n'exécute
point de mouvement latéral : cette vérité
exige de nous quelques réflexions, d'autant
plus que des Anatomistes très-célèbres ont
proposé un sentiment contraire. C'est plutôt
l'amour du vrai & les égards que je dois
à leurs écrits, qui m'engagent à proposer
ce que je sais sur cette matière, que le
desir de paroître d'une opinion contraire
à la leur ; & j'en ai une trop bonne de
leur zèle pour la vérité & de leur candeur,
pour craindre qu'ils le trouvent mauvais.

Parmi ceux qui ont prétendu que le
cubitus & le radius partagoient entre eux
les mouvemens de pronation & de supination, personne que je sache ne s'est efforcé
de prouver que ce partage fût égal : tous
d'un commun accord conviennent que
le cubitus ne participe que très-peu à ces
mouvemens ; le radius en a toujours été
le principal acteur : mais quelques - uns
ont prétendu que le cubitus se remuoit un
peu, tandis que le radius décrivoit la plus
grande partie de ces mouvemens : proposition qui affoiblit cette vérité qui me
semble un axiome incontestable ; que le
cubitus est le centre immobile des mouvemens de pronation & de supination.

Ce sentiment, il est vrai, paroît d'a-

bord appuyé sur le témoignage des sens :
car , que nous examinions sur nous-mêmes
les mouvemens de pronation & de supination , l'on voit qu'à proportion que le
radius & la main passent de l'état de pronation à celui de supination ; l'on voit ,
dis-je , que l'éminence interne de l'extrémité inférieure de l'avant-bras , qui n'est
autre chose que l'épine , & l'extrémité inférieure du cubitus recouverte de la peau ,
se remue , devient plus interne & s'élève
un peu : fausse illusion de laquelle il est
d'autant plus difficile de se défendre , que
si l'on applique le doigt sur l'éminence qui
paroît se remuer , le doigt est sensiblement
entraîné d'arrière en dedans , & de dedans
en haut , & que l'on sent l'éminence se
remuer sous l'extrémité du doigt.

Deux organes de nos sens semblent dans
cette expérience conspirer à nous tromper :
la perspective nous séduit , le toucher
nous égare ; l'un & l'autre nous persuade
que pendant que le radius tourne de dedans en dehors , le cubitus tourne d'arrière
en dedans. Mais premièrement le toucher
nous séduit , parce qu'il nous fait rapporter
à l'éminence un mouvement qui ne se fait
que dans les chairs & la peau qui sont
placées sur l'éminence ; le doigt sent bien
un mouvement , mais l'esprit rapporte mal
à l'os même un mouvement qu'il ne doit

attribuer qu'aux chairs qui font obligées de fuivre le radius. Secondement nos yeux mêmes font trompés en voyant l'éminence fe remuer : ce mouvement n'eſt qu'apparent, femblable en quelque forte (s'il eſt permis de comparer les illuſions que les objets éloignés font fur nos fens, avec celles des objets qui font fous nos yeux) au mouvement apparent des étoiles, quand quelques corps opaques paſſent entre elles & nos yeux ; ou au mouvement apparent du rivage, quand nous fommes portés fur un vaiſſeau : la raiſon feule & l'expérience nous éclairent fur ces illuſions de nos fens.

Il en eſt prefque de même du mouvement apparent de l'extrémité du cubitus : la raiſon, l'expérience nous démontrent qu'il ne fe remue point, & que le mouvement qui faſcine nos yeux, ne fe paſſe que dans les chairs & dans le radius. Le cubitus eſt en effet joint avec l'humérus par une charnière fi régulière, & dont les cavités & les éminences s'ajuſtent avec tant de préciſion, qu'il eſt impoſſible qu'il y ait aucun mouvement d'un côté à l'autre. Or, fi cette charnière exactement conſtruite exclut tout mouvement latéral, il eſt impoſſible que l'extrémité inférieure de l'os, participe aux mouvemens de pronation & de fupination. Il eſt donc prouvé d'abord, c'est-à-dire, par une suite naturelle des premières notions que nous avons d'une articulation par charnière, que le mouvement de l'extrémité inférieure du cubitus dans la pronation & la supination, est impossible.

Mais s'il restoit encore quelque lieu de disputer sur la régularité de la charnière, les faits & les expériences suivantes applanissent toute difficulté, & font un corps de preuves auxquelles il est impossible de ne pas se rendre.

Premièrement, si l'on place le doigt sur l'articulation du coude avec l'humérus dans une personne maigre qui voudra bien se prêter à ces sortes d'expériences, l'on sentira aisément les bords de la charnière dans le temps de la pronation & supination; mais l'on n'y sentira pas le moindre mouvement : si l'on prie la personne sur laquelle se fait l'expérience de faire une très-forte supination & une très-forte pronation, je dis que l'on ne sentira pas, malgré tous les efforts de ses muscles, le moindre mouvement dans la charnière : donc il ne peut pas y en avoir dans l'extrémité inférieure du cubitus.

Quelque concluantes que paroissent ces expériences, elles ne répandent pas toute la lumière que l'on desire pour se décider, parce que la peau & la graisse sont des

voiles qui nous cachent le myſtère que
nous cherchons à éclaircir. J'ai voulu voir
la vérité ſans nuage ; je l'ai vue, & fait
voir pluſieurs fois à ceux qui ont aſſiſté à
mes démonſtrations. Pour y réuſſir, j'ai
écarté la peau & toutes les parties molles
dont l'avant-bras eſt recouvert, je n'ai
laiſſé que les capſules ligamenteuſes ; j'ai
mis les deux os de l'avant-bras à découvert
dans un ſujet bien conſtitué ; j'ai découvert toute l'extrémité inférieure du cubitus ; ſon éminence en forme d'épine & ſa
petite tête, paroiſſoit très-clairement, &
pouvoit être diſtinguée des moins con-
noiſſeurs. Cela fait, j'ai fait exécuter au
radius dépouillé, les mouvemens de pronation & de ſupination, ma main faiſant
la fonction des muſcles pronateurs & ſupi-
nateurs. Je l'ai fait exécuter par pluſieurs
des aſſiſtans : tous ont remarqué avec
moi que le cubitus reſtoit dans un repos
parfait, que le radius étoit le ſeul os qui
opérât ces deux mouvemens ; & tous,
d'un conſentement unanime, nous ſommes convenus que l'extrémité du cubitus
étoit en effet un centre immobile, autour
duquel s'opéroient les mouvemens de pronation & de ſupination.

Enfin, par ſurabondance de preuves,
j'ai ſéparé entièrement le radius du cubitus & de l'os du bras ; je n'ai laiſſé que

le seul cubitus dans sa situation naturelle.
Cela fait, j'ai saisi d'une main le cubitus
articulé avec l'humérus ; j'ai fait tous les
efforts possibles, à droite & à gauche,
pour découvrir s'il ne pourroit pas y avoir
quelque mouvement latéral ; mais je n'en
ai apperçu aucun, ni dans la charnière,
ni dans l'extrémité inférieure. L'on peut
donc regarder comme un point de doctrine suffisamment prouvé ces propositions.
1°. Que le cubitus ne se remue point dans
la pronation & la supination. 2°. Que le
cubitus est un centre immobile autour duquel le radius décrit par son extrémité inférieure un mouvement demi-circulaire en
double sens. 3°. Que le mouvement que
nous appercevons sur nous-mêmes dans
l'extrémité du cubitus, quand nous faisons
passer l'avant-bras & la main de l'état de
pronation à celui de supination , & de
l'état de supination à celui de pronation,
n'est qu'un mouvement apparent.

Le radius donne attache à plusieurs
capsules ligamenteuses, & à plusieurs ligamens, savoir : à la capsule de son articulation avec l'humérus, à celle de son
articulation avec la petite cavité sygmoïde
du cubitus, à celle de son articulation
avec la petite tête du cubitus, à celle de
son articulation avec les os de la première rangée du carpe ; à la première ,

c'eſt à-dire, à celle qui l'unit à l'humérus,
par ſon col & le contour de ſa petite tête;
à celle de ſon articulation avec la petite
cavité ſygmoïde du cubitns, par ſon col,
& un peu par le contour de ſa petite tête:
ces deux capſules paroiſſent une continuation l'une de l'autre; à celle de ſon articulation avec la petite tête du cubitus, par
le contour de la cavité ſygmoïde de ſon
extrémité inférieure; à celle qui l'unit
aux os de la première rangée du carpe,
par la circonférence de la grande cavité
glénoïdale placée à ſon extrémité; il
donne attache à la petite capſule du tendon du biceps, par ſa tubéroſité; il
donne attache au ligament entr'oſſeux,
par ſon angle ou côté interne; aux ligamens qui tranſmettent les tendons des
muſcles & des doigts, par les bords ſaillans des gouttières que nous avons remarquées ſur la convexité de ſon extrémité
inférieure; aux grands ligamens annulaires
ou tranſverſaux, par les deux bords ou
côtés de ſon extrémité inférieure; à un
ligament très-fort qui s'inſère dans le
côté externe du carpe, par ſon épine.

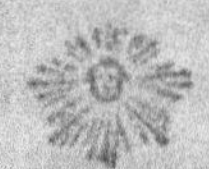

CHAPITRE XL.

Ligamens qui assujettissent les Os de l'Avant - Bras dans leur union mutuelle.

UNE partie de ces ligamens a été décrite ci-dessus, dans l'exposition anatomique de l'os du bras & de ses ligamens. En effet, dans cet article j'ai parlé de la capsule articulaire de l'humérus, des os de l'avantbras, & des ligamens qui affermissent l'articulation qui unit ces trois os.

Il me reste à parler des ligamens qui servent aux articulations des deux os de l'avant-bras, & à l'articulation du radius avec la main.

Premièrement, le radius est lié supérieurement au cubitus par un ligament appelé coronaire : ce ligament est un cerceau ligamenteux, qui environne la circonférence ou le bord circulaire de la tête de cet os ; il est attaché d'une part au contour ou bord antérieur de la petite cavité sygmoïde, & d'autre part au contour ou bord postérieur de cette même cavité. Ce ligament est trèspoli du côté du rayon ; son tissu est trèsserré & presque cartilagineux ; il maintient

très-

très-folidement le rayon dans fa place ,
& le laiſſe tourner facilement en deux
ſens oppoſés.

Ce ligament eſt fortifié & un peu recouvert par deux ligaments acceſſoires ,
dont l'un eſt antérieur & l'autre poſtérieur. Le ligament acceſſoire antérieur , eſt
attaché d'une part au bord externe de
l'apophyſe coronoïde , & d'autre part
il ſe termine ſur la partie antérieure du
ligament coronaire. Le ligament acceſſoire
poſtérieur , eſt attaché par une des ſes
extrémités à l'olécrâne ; & par l'autre , il
ſe termine à la partie inférieure du ligament orbiculaire.

Secondement , le radius eſt lié avec le
cubitus par un long & large ligament ,
appelé ligament inter-oſſeux : ce ligament,
ainſi que le ligament inter-oſſeux de la
jambe , eſt compoſé d'un double plan de
fibres obliques très-fortes qui ſe croiſent
obliquement : ces fibres ne ſont pas liées les
unes avec les autres ſi étroitement , qu'elles
ne laiſſent entre elles des entre-ouvertures
par leſquelles il paſſe quelques vaiſſeaux.

Ce ligament eſt preſque auſſi long que
le radius ; il laiſſe en haut un eſpace ſuffi-
ſant pour le paſſage de l'artère & du nerf
entre-oſſeux ; inférieurement il finit ſous le
muſcle quarré pronateur. Il eſt attaché d'une
part à l'angle externe & antérieur du cu-

bitus, & d'autre part, le long de l'angle ou côté interne du radius.

Ce ligament retient très-puissamment les os de l'avant-bras dans leur union ; il se prête & obéit aux mouvemens du radius autour du cubitus : dans la pronation il se replie un peu ; il devient fort tendu dans la supination ; il a encore la propriété de donner attache à plusieurs muscles des doigts & de la main.

CHAPITRE XLI.

Ligamens qui assujettissent l'articulation des Os de l'Avant-Bras avec la main

PREMIÈREMENT, cette articulation est environnée immédiatement d'une capsule articulaire, attachée supérieurement à tout le contour de la base du rayon, & fortifiée du côté de la petite tête du cubitus, par des fibres particulières qui s'en détachent & se répandent sur elle. Inférieurement elle se termine aux surfaces inégales & dorsales des trois os de la première rangée, c'est-à-dire, de l'os naviculaire, de l'os lunaire & de l'os triangulaire, & aux surfaces inégales & palmaires de ces mêmes os.

Cette capsule est fortifiée intérieurement, c'est-à-dire, sur le bord cubital de la main ou du poignet, par un ligament appelé ligament styloïdien interne; & sur le bord externe ou radial de la main, par un autre ligament appelé styloïdien externe.

Le ligament styloïdien interne, est attaché supérieurement à l'apophyse styloïde de l'os du coude : ce ligament est arrondi, il descend à côté de l'os triangulaire, il s'attache ensuite en partie à l'os crochu, & en partie sur le dernier os du métacarpe.

Le ligament styloïdien externe, est attaché supérieurement à l'apophyse styloïde du rayon, & s'insère sur la tubérosité de l'os naviculaire. Entre ces ligamens & entre la capsule, plusieurs fibres ligamenteuses se placent sur la capsule & la fortifient : ces fibres sont attachées supérieurement au contour de la base du radius, & à l'extrémité inférieure du cubitus; elles descendent & se répandent en partie dans la capsule : celles qui naissent de l'extrémité du cubitus, & de la partie voisine du radius, contractent des adhérences très-fortes avec le bord interne du cartilage inter-articulaire, & se terminent aux faces dorsales & aux faces palmaires des trois os de la première rangée du carpe.

Ces fibres ligamenteuses sont recou-

vertes par un ligament oblique , appelé
ligament tranſverſal externe du carpe : ce
ligament eſt attaché ſupérieurement à la
groſſe extrémité du radius , un peu au
deſſus de l'apophyſe ſtyloïde de cet os ;
il traverſe enſuite obliquement la convexité de la baſe du radius & du carpe ;
il gagne le dedans de la main , & s'inſère
à l'os orbiculaire ; il ſe répand auſſi ſur le
métacarpe , & contribue à former une
expanſion aponévrotique & ligamenteuſe ,
qui lie les tendons extenſeurs des doigts.

De la ſurface intérieure de ce grand ligament , naiſſent des prolongemens qui
deviennent autant de cloiſons qui ſéparent
& dirigent dans leur cours les tendons
des muſcles extenſeurs des doigts , d'un
des extenſeurs du pouce & du radial externe. Ces prolongemens ou cloiſons ſont
au moins au nombre de ſix ; ils s'implantent tous aux bords des ſinuoſités ſuper-
ficielles , qui ſont creuſées ſur la convexité de la baſe du radius.

Le premier eſt attaché ſur la pointe ſtyloïde du radius : ce prolongement eſt
double, il donne paſſage au tendon de
l'extenſeur de la troiſième phalange du
pouce. Le ſecond , au bord de la ſinuoſité
voiſine de la pointe ſtyloïde : pour les
tendons du radial externe, il eſt parallèlement. Le troiſième , à la petite gouttière

étroite , pour le tendon extenfeur de l'index ou mitoyenne. Le quatrième qui eft
fimple , au bord de la finuofité fuivante.
Le cinquième qui eft fimple , fur le bord
de l'échancrure ; l'un & l'autre pour trois
tendons de l'extenfeur commun des doigts :
celui-ci eft double femi - lunaire attenant
le cubitus. Le fixième , à l'extrémité de
l'os du coude près de fon apophyfe fty-
loïde , pour l'extenfeur du petit doigt.

De ces différentes cloifons ligamenteufes
naiffent des prolongemens membraneux
très - minces , lubréfiés d'une liqueur mu-
cilagineufe : ces membranes font autant de
gaînes qui accompagnent les tendons des
extenfeurs des doigts.

Les os articulés par des articulations
profondes, telles que l'articulation de l'os
du coude avec l'humérus , ne fe luxent pas
aifément. La profondeur de la cavité articulaire , eft un obftacle qui s'oppofe
efficacement aux luxations ; quand il en
arrive , elles font la plupart du temps incomplètes : elles ne fauroient être complètes , que les ligamens & la capfule ne
foient entièrement déchirés ; ce qui ne
peut être produit que par une caufe qui
aura agi avec la dernière violence. Il
n'arrive prefque jamais de luxations à l'extrémité fupérieure du rayon feulement ,
parce que cette partie du rayon eft défendue

& protégée par l'extrémité supérieure du cubitus, avec laquelle elle est articulée & maintenue par des liens très-courts, & d'autant plus difficiles à être forcés.

Les os de l'avant-bras sont sujets à deux sortes de fractures; les unes sont simples, les autres sont composées. Dans les premières, il n'y a qu'un des deux os fracturé: dans les fractures composées, les deux os le sont à-la-fois. La fracture du cubitus se distingue plus facilement que celle du radius, parce qu'il est le gouvernail des mouvemens de l'avant-bras, & qu'on le peut sentir dans toute son étendue.

Pour connoître la fracture du rayon, il faut prendre d'une main la partie supérieure de l'avant-bras, tandis qu'avec l'autre on tourne la main & l'extrémité inférieure du radius dans un double sens opposé. Si l'on voit que la partie supérieure du rayon résiste aux impressions que l'on donne à l'extrémité inférieure, c'est une preuve que l'os n'est pas fracturé; mais si l'on tourne l'extrémité inférieure de cet os, sans que la supérieure tourne elle-même, & si en même temps l'on sent un petit craquement, ce sont des signes certains qu'il y a fracture au radius.

CHAPITRE XLII.

De la Main & de ses parties ; & premièrement des Os du Carpe.

La main est un organe composé avec une industrie admirable, qui le rend capable d'exécuter la quantité & la variété d'actions que demandent nos besoins. Il étoit nécessaire que la main eût beaucoup d'agilité dans ses mouvemens pour opérer des actions si multipliées, & pour les exécuter avec cette célérité & cette dextérité étonnante qui éclatent dans les mouvemens de nos doigts, & dans ceux de toute la main. C'est pourquoi il étoit nécessaire qu'elle fût composée de plusieurs parties différentes, dont quelques-unes sont jointes d'une union très-serrée pour être le point d'appui de plusieurs autres, dont les articulations libres permettent des mouvemens libres & dégagés.

La main, ainsi que je l'ai dit plus haut, est divisée en trois parties ; une supérieure, une moyenne & une inférieure. La supérieure s'appelle le carpe, la moyenne est nommée métacarpe : les doigts font la troisième & dernière partie de la main.

M iv

La main, confidérée dans fa totalité, a deux faces, une fupérieure & une inférieure ; elle a auffi deux côtés , un interne & l'autre externe. La face fupérieure eft celle que préfente le dedans ou le creux de la main. La face inférieure eft celle qui couvre le dos ou la convexité de la main. Des côtés, l'interne eft celui qui répond au cubitus ; l'externe eft celui qui répond au bord externe du radius. L'on peut encore diftinguer dans la main deux extrémités , une antérieure formée par les bouts des doigts , & une poftérieure formée par la première rangée des os du carpe. Nous appellerons fort fouvent , dans l'expofition des os de la main , le côté interne de la main , côté cubital ; & le côté externe , côté radial. Nous appellerons auffi très-fouvent, dans le détail des différens os de la main, l'extrémité antérieure de la main, extrémité digitale ; & l'extrémité poftérieure , extrémité brachiale. Nous appellerons auffi facettes brachiales , dans l'expofition de chaque os en particulier , celles qui feront les plus proches des os du bras , ou dans la direction des os du bras ; & facettes digitales , celles qui répondront aux doigts , ou qui feront tournées de leur côté. Tous ces préliminaires font ennuyeux , il eft vrai ; mais ils font néceffaires pour faciliter l'intelligence de ce qui me reſte à dire ſur la ſtructure de chaque os de la main en particulier.

La main, examinée dans la ſituation la plus ordinaire, n'a pas ſa cavité exactement tournée en haut ; elle tient une ſituation moyenne entre le haut & le bas ; & par conſéquent, la face que nous avons appelée la face ſupérieure , n'eſt pas, à la rigueur, tout-à-fait ſupérieure ; il en eſt de même de la face de la main que nous avons nommée inférieure , le dos de la main ne regarde pas exactement en bas. Je ſens ce qui manque à ces avertiſſemens pour qu'ils ſoient exacts , mais je ne puis mieux m'expliquer : je préfère , avec les meilleurs Anatomiſtes , la ſituation dans laquelle nous examinons les mains , qui font le ſujet de nos recherches , à la ſituation dans laquelle nous portons ordinairement la main.

Pour ce qui regarde les deux bords de la main , il convient encore que je diſe deux mots de leur direction.

Le bord interne ou cubital de la main, ne répond pas, par ſa direction en ligne droite, à celle du cubitus ; il eſt dans ſa ſituation naturelle, comme quand nous laiſſons notre main à elle - même , & plus interne & plus poſtérieur que le radius. La ſituation du côté externe eſt telle , qu'il ne répond pas exactement à l'épine du radius. La face inférieure ou le dos de la main, considérée avec l'extrémité de l'avant-bras, fait une concavité; & le commencement de la face supérieure du côté interne de la main, fait une légère convexité avec ces mêmes os. Toutes ces observations paroîtront superflues à bien des personnes; mais elles sont nécessaires, non-seulement pour connoître la belle nature, mais aussi pour appercevoir & pour remédier efficacement aux maladies de la main, telles que les treffaillemens des tendons, les entorses, les luxations complètes ou incomplètes, les fractures, &c.

CHAPITRE XLIII.

Des Os du Carpe en général.

LE carpe, ou la première partie de la main, est un assemblage de huit petits os placés sur deux rangées situées l'une devant l'autre. L'une de ces rangées sera appelée rangée brachiale; la seconde & la plus antérieure, sera appelée rangée digitale. La rangée brachiale est l'assemblage de trois os placés les uns à côté des autres;

il y en a un quatrième qui eſt hors de la file des autres, & qui pour cette raiſon eſt nommé l'os hors de rang.

La première rangée forme poſtérieurement une convexité, & antérieurement une concavité, dans laquelle ſont reçues les facettes poſtérieures ou brachiales des os de la ſeconde rangée : les os de cette rangée, ainſi que ceux de la ſeconde, n'ont de facettes articulaires qu'en devant, en arrière & ſur leurs côtés.

La rangée digitale eſt auſſi un aſſemblage de quatre oſſelets placés les uns à côté des autres, & qui ont des facettes articulaires en devant, en arrière & ſur les côtés ; elle forme poſtérieurement une convexité qui, ainſi que je viens de dire, eſt reçue dans la concavité des os de la première rangée. Ses facettes articulaires antérieures ou digitales, ſont placées dans le même plan, & c'eſt avec ces facettes que ſont articulées les baſes des os du métacarpe.

Les facettes latérales des os de cette double rangée ſont les unes internes, les autres externes. Nous appellerons facettes latérales internes, ou facettes cubitales, celles qui ſeront les plus voiſines du plan du cubitus ; & nous appellerons facettes latérales externes, ou facettes radiales, celles qui feront les plus proches du plan du radius.

Quoique j'aie dit que les os du carpe n'avoïent que quatre facettes articulaires, cette règle n'eft pas abfolument générale, c'eft-à-dire, n'a pas lieu dans tous les os du carpe. Plufieurs ont plus de quatre facettes articulaires, tels que le trapèze, le trapézoïde & le grand os. Outre les quatre facettes articulaires que nous venons d'indiquer, chaque os du métacarpe en a encore deux autres, dont l'une regarde le dedans de la main, l'autre regarde le dehors ou le dos la main ; mais celles-ci ne font point articulaires, elles font un peu inégales pour l'attache des ligamens courts qui uniffent ces os enfemble, & qui les lient à ceux du métacarpe.

CHAPITRE XLIV.

Des Os du Métacarpe en général.

LE métacarpe, ou la feconde partie de la main, eft une efpèce de grille offeufe, compofée de quatre différens os à-peu-près

parallèles les uns aux autres , & à-peu-
près dans le même plan. Nous distinguerons dans le métacarpe deux extrémités ,
deux faces & deux côtés. Des extrémités ,
l'une est antérieure & l'autre postérieure.
Des deux faces , l'une est supérieure ou
palmaire , l'autre est inférieure ou dorsale , parce qu'elle fait partie du dos ou du
revers de la main. Des côtés , l'un est cubital ou interne , l'autre est radial ou externe. Le carpe & le métacarpe font une
concavité par une de leurs faces , c'est ce
qu'on appelle le creux de la main; ils forment par leur autre face une convexité , &
c'est ce qu'on appelle le dos ou le revers
de la main.

CHAPITRE XLV.

Des Doigts en général.

La troisième partie de la main peut être
appellée digitale ; elle est formée de cinq
pyramides ou rangées osseuses ; chaque
rangée est composée de trois os , placés
les uns à la suite des autres. Quinze os
entrent donc dans la composition de cette
troisième partie : ces cinq rangées portent
des noms différens. La première , en com-

mençant du côté radial, est nommée, comme tout le monde fait, le pouce ; la seconde forme le doigt index ou indicateur ; la troisième forme le grand doigt ; la quatrième, l'annulaire ; la cinquième, le petit doigt ou l'auriculaire.

Chaque doigt, ainsi que le pouce, a deux extrémités, une antérieure, ou le bout du doigt, une postérieure appelée la base ou l'extrémité brachiale de chaque doigt. On distingue aussi dans chaque doigt deux faces & deux côtés ; l'une des faces, ainsi qu'au métacarpe & au carpe, est supérieure, & l'autre inférieure ou dorsale ; des deux côtés, l'un est cubital ou interne, l'autre est radial ou externe. Chacune des trois pièces dont chaque doigt est composé, a été nommée phalange ; elle a aussi deux faces, deux extrémités & deux côtés ; chaque phalange a donc, ainsi qu'il a été dit de chaque doigt, une face supérieure & une face inférieure, un côté ou bord interne ou cubital, & un bord externe ou radial.

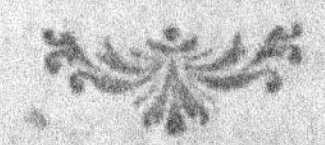

CHAPITRE XLVI.

Des Os du Carpe en particulier.

LES Anciens diſtinguoient, ainſi que nous, deux rangées dans l'aſſemblage des os du carpe ; ils appelloient première rangée celle que j'appelle rangée brachiale, & ſeconde rangée, celle que j'appelle digitale : ces dénominations reviennent au même. Je ne m'arrêterai pas à faire connoître laquelle eſt la plus juſte, je les crois bonnes l'une & l'autre, elles ſont ſynonymes ; mais les Anciens ne diſtinguoient les os de chaque rangée que par ces termes numériques, premier os de la première rangée, ſecond os de la première rangée, troiſième os de la première rangée, quatrième ou dernier os de la première rangée. Ils revenoient enſuite à la ſeconde rangée, en commençant toujours du côté radial ; & déſignoient les os de cette ſeconde rangée par les mêmes termes numériques, premier, ſecond, troiſième, quatrième ou dernier os de la ſeconde rangée.

Les Modernes ont voulu aller plus loin, & ils ont cru donner une idée plus juſte des os du carpe, en donnant à chacun de ces os un nom qui préſentât à l'eſprit quelqu'image de l'objet qu'ils vouloient décrire. Liſerus eſt le premier qui a oſé donner un nom particulier propre à caractériſer chacun des os du carpe : il a appelé celui que les Anciens nommoient le premier os de la première rangée, os ſcaphoïde, parce qu'il a une ſorte de reſſemblance à une petite nacelle : il a appelé os lunaire, l'os qui, dans les Anciens, eſt le ſecond os de la première rangée, parce que cet os a en effet la figure d'un croiſſant : il eſt mieux, comme on l'a remarqué depuis Liſerus, de l'appeler ſemilunaire. Ce même Anatomiſte a appelé le troiſième os de la première rangée des Anciens, os triangulaire, quoiqu'à dire vrai, il ſoit très-peu triangulaire. Il a nommé l'os qui, chez les Anciens, eſt le quatrième de la première rangée, os piſiforme, parce qu'en effet cet os reſſemble à une eſpèce de pois. On le nomme auſſi, hors des rangs : dénomination qui eſt utile en ce qu'elle donne une idée de la poſition de cet os.

Liſerus a nommé le cinquième os des Anciens, ou le premier de la ſeconde rangée, os trapèze : on l'appelle auſſi *multangulum majus*. Le ſixième os des Anciens, ou le ſecond de la ſeconde rangée, a été nommé par Liſerus, trapézoïde ; on l'a appelé depuis *multangulum minus* : on a fait ces changemens aux dénominations de Liſerus, parce qu'on a trouvé que le premier os de la ſeconde rangée ne reſſembloit point du tout à un trapèze, & que le ſecond n'étoit point de figure trapézoïde. Le ſeptième os des Anciens, ou le troiſième de la ſeconde rangée, a été nommé par Liſerus, *os capitatum* : on l'a appelé depuis *os magnum*, ou grand os, comme étant le plus conſidérable des os du carpe. Le huitième os des Anciens, ou le quatrième de la ſeconde rangée, a été appelé os unciforme, ou os crochu, parce que cet os porte une éminence un peu recourbée.

Il y auroit encore bien des choſes à dire ſur la juſteſſe & l'exactitude de ces dénominations ; il ſeroit aiſé de les critiquer, mais bien difficile d'en donner de meilleures, c'eſt pourquoi nous nous y tiendrons. Les dénominations reçues doivent toujours, ſelon moi, être préférées aux nouvelles ; à moins que les nouvelles ne ſoient en effet meilleures. Avant que d'entrer dans l'examen ennuyeux de chaque os du carpe, je demande grace au lecteur ſi je répète ſouvent dans la deſcription qui va ſuivre, les mêmes noms & les mêmes choſes.

La main est un organe très-utile, &
en même temps exposé à une infinité de
maladies. J'ai cru que la connoissance
exacte que l'on n'acquiert que par une
description détaillée d'une partie aussi in-
téressante, seroit très-utile : aussi je puis
assurer le Lecteur que pour prix de ses
peines, après la description que je vais
donner, s'il veut la comparer avec les différentes pièces osseuses dont le carpe est
composé, il connoîtra assez exactement
chaque os pour distinguer non-seulement
un os d'un autre os, mais même pour distinguer un os du côté droit d'un os du
côté gauche, & peut-être simplement en
les touchant.

CHAPITRE XLVII.

Du premier Os de la première rangée, appelé Os Scaphoïde.

L'os scaphoïde ou naviculaire, ainsi appelé par la ressemblance qu'il a avec une
petite nacelle, est un os creux en devant,
& convexe vers le bras; il a quatre facettes articulaires, & deux facettes qui
ne sont point articulaires. L'une des facettes articulaires est antérieure ou digi-

tale ; la facette opposée à la première ,
est postérieure ou brachiale ; la troisième
facette articulaire est latérale , interne ou
cubitale ; la quatrième est en partie antérieure , & en partie latérale externe ou
radiale.

La première facette articulaire est concave , & reçoit dans sa cavité la plus
grande partie de la tête du grand os. La
seconde , ou postérieure , est convexe ,
& est reçue dans la cavité glénoïdale du
radius ; elle forme une grande partie de la
convexité postérieure du carpe ; la troisième , ou latérale interne ou cubitale ,
est un peu semi-lunaire ; elle est moins
large que les précédentes , & elle est articulée avec la facette radiale de l'os lunaire ; la quatrième , ou la radiale , est
placée sur une éminence considérable qui
forme le bord radial de l'os naviculaire ;
cette éminence est convexe oblongue ; la
partie postérieure de sa surface est moins
lisse que la facette que nous venons de
décrire ; cette facette s'articule avec les
deux premiers os de la seconde rangée ,
qui sont le trapèze & le trapézoïde.

Les facettes non - articulaires de l'os
naviculaire sont formées par les deux bords
de cet os ; l'un de ces bords est supérieur,
c'est-à-dire, fait partie du creux de la main ;
l'autre lui est opposé, c'est-à-dire, est in-

férieur ; le premier a moins d'épaisseur ordinairement que le second.

La substance de cet os, ainsi que celle de tous les os du carpe, est un assemblage de cellules très-petites, recouvertes d'une couche de substance compacte ; mais cette couche est mince, &, dans bien des sujets, est presqu'aussi molle que la substance cellulaire qu'elle renferme.

La mollesse de ces os est très-souvent telle, qu'il est très-difficile, quand on les prépare, de les dépouiller de leur périoste & de leurs ligamens, sans endommager leur tissu & sans les défigurer. Cette remarque a son utilité non-seulement pour les Anatomistes, mais aussi pour les Médecins & Chirurgiens ; car la mollesse dans les os du carpe étant constatée par cette observation, l'on en doit conclure que les caries des os du carpe arrivent, pour peu que le pus des abcès ou la sanie les touche ; comme autant d'éponges ils s'imbibent de la matière purulente ; leur tissu est si délicat, qu'ils ne sont point en état de s'en défendre ; de-là s'ensuit la carie de leur substance, & cette carie fait des progrès d'autant plus rapides, que ces os sont plus mous & plus spongieux.

L'os naviculaire est articulé avec cinq os, savoir, l'os *capitatum* ou le grand os, avec le radius, avec l'os lunaire, & avec les deux premiers os de la seconde rangée, le trapèze & le trapézoïde. Il est articulé avec l'os *capitatum*, par sa facette digitale ou concave ; avec le radius, par sa facette articulaire convexe ou brachiale ; avec l'os lunaire, par sa facette semi-lunaire ou cubitale ; avec le trapèze & le trapézoïde, par la facette convexe que nous avons remarquée sur l'éminence qui sort du côté radial de cet os. Ses facettes non-articulaires donnent attache à des ligamens courts qui unissent cet os avec les os voisins.

Pour placer l'os naviculaire dans sa situation, & pour distinguer l'os naviculaire de la main droite de l'os naviculaire de la main gauche, il faut placer en devant, ou vers les doigts, la facette articulaire concave ; il faut placer vers le coude la facette articulaire taillée en croissant, ou bien placer en dehors, ou vers le radius, la tubérosité ou éminence. Il faut de plus que celui des deux bords ou facettes non - articulaires qui sera le plus épais, soit placé en bas vers la convexité du carpe.

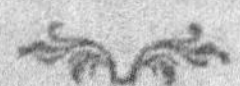

CHAPITRE XLVIII.

Du second Os de la première rangée, appelé Os Sémi-Lunaire.

L'os lunaire, ou sémi-lunaire, est ainsi appelé par sa ressemblance à un croissant ou à la lettre C; il représente en effet une portion d'un cercle osseux; il est situé entre l'os naviculaire que nous venons d'exposer, & entre l'os triangulaire que nous allons décrire. Cet os est taillé à quatre facettes, toutes quatre articulaires; mais il en a de plus deux autres non-articulaires, qui servent aux attaches des ligamens qui affermissent l'union de cet os avec les os voisins.

Des quatre facettes articulaires, l'une est digitale, la seconde est brachiale, la troisième cubitale, la quatrième est radiale. La facette articulaire digitale est concave, & reçoit dans sa cavité les extrémités du troisième & du quatrième os de la seconde rangée; car j'ai remarqué, & j'ignore si cette petite remarque a été faite, que l'os lunaire reçoit une portion, très petite à la vérité, de l'extrémité postérieure de l'os crochu. Il y a certains os bien formés sur lesquels on voit très-sensiblement sur le bord cubital de la face concave, une petite facette sur laquelle s'articule une petite partie de l'extrémité postérieure de l'os crochu. La facette articulaire brachiale de l'os sémi-lunaire est convexe, elle ne couvre pas toute la convexité de cet os; le haut & le bas de cette convexité, attenant les cornes ou pointes du croissant, sont raboteux, & forment les deux faces non-articulaires de cet os; la facette articulaire brachiale s'articule avec la cavité glénoïdale de l'extrémité inférieure du radius.

Il nous reste deux facettes articulaires à décrire : elles sont toutes deux latérales; l'une est du côté du cubitus, l'autre est du côté du radius. La facette qui regarde le côté du cubitus, & que j'appelle pour cette raison, cubitale, est un peu plus large que la facette radiale ou latérale externe; elle s'articule avec la facette radiale de l'os triangulaire. La facette latérale externe ou radiale de l'os sémi-lunaire, est plus étroite, & assez souvent plus longue que la précédente; elle s'articule avec la facette cubitale de l'os naviculaire.

La substance de cet os ne diffère pas de celle de l'os naviculaire. L'os lunaire est articulé avec cinq os, qui sont le grand os & l'os crochu de la seconde rangée, le radius, l'os triangulaire & l'os naviculaire. Il est articulé avec le grand os, & un peu avec l'os crochu, par sa facette concave ou digitale ; avec le radius, par sa facette convexe ; avec l'os triangulaire, par sa plus grande facette latérale qui est la facette cubitale : il est articulé avec l'os naviculaire, par sa facette latérale externe ou radiale, ou pour parler plus précisément, par sa facette latérale la plus allongée & la moins large.

Pour placer l'os lunaire dans sa situation naturelle, & pour distinguer l'os lunaire du côté droit, de l'os lunaire gauche, (il est aisé de s'y tromper) il faut placer en devant la grande facette concave ; & vers le cubitus, celle des deux faces latérales qui sera la plus large ; mais deux caractères, comme l'on sait, ne suffisent point pour distinguer un os, & il est souvent difficile de trouver le troisième. Ordinairement le bout du croissant qui regarde le creux de la main est un peu plus gros que celui qui regarde la convexité ; ainsi il faut placer en dessus ou en haut l'extrémité du croissant qui sera la plus grosse ; mais j'ai quelquefois remarqué une structure toute différente ; l'extrémité du croissant qui regardoit le dos de la main étoit la plus grosse, & dans ce cas je pense que les plus habiles y seroient trompés.

CHAPITRE

CHAPITRE XLIX.

Du troisième Os de la première rangée, appelé Os Triangulaire.

L'os triangulaire fait le bout ou extrémité interne ou cubitale de la première rangée : il est donc inutile de s'étendre plus au long sur sa situation. Cet os n'est que très-irrégulièrement triangulaire ; il a quatre facettes articulaires, & deux facettes non-articulaires ou inégales. Des facettes articulaires, l'une est digitale, la seconde est brachiale, la troisième est latérale interne ou radiale ; la quatrième facette articulaire fait partie d'une des facettes non-articulaires, c'est-à-dire qu'elle est placée sur une des facettes non-articulaires. (Je ne me sers de ce terme que parce qu'il exprime mieux mon idée que tout autre).

La première facette articulaire ou digitale, est concave, prise dans sa totalité ; & légèrement convexe dans un petit espace de son étendue ; elle s'articule avec l'extrémité postérieure, & avec la facette cubitale de l'os crochu, ou quatrième os

Partie III. N

de la seconde rangée. La seconde, qui
est la brachiale, est convexe, & est articulée avec la cavité glénoïdale de l'extrémité inférieure du radius. La troisième,
qui est latérale externe, est applatie, &
s'articule avec la facette cubitale de l'os
lunaire. La quatrième facette articulaire
est petite ; elle est placée supérieurement, &
fait partie d'une des faces non-articulaires ;
elle est articulée avec l'os pisiforme ou
hors des rangs. Des deux facettes non-
articulaires, l'une est supérieure, l'autre
inférieure : j'appelle supérieure celle qui
fait partie du creux de la main : j'appelle inférieure celle qui fait partie du
dos de la main. La face supérieure se
distingue aisément de l'inférieure, parce
que vers son milieu ou son centre, &
un peu plus en devant, elle porte une
petite facette articulaire arrondie pour
recevoir l'os pisiforme ; l'autre, au contraire, est inégale dans toute son étendue :
ces deux faces non-articulaires se con-
fondent par un bord commun qui fait le
côté interne ou cubital de l'os : ces deux
facettes sont couvertes, ainsi que toutes
les facettes inégales des os du carpe, de
fibres ligamenteuses courtes qui affermissent l'union de ces os les uns avec les
autres.

La substance de l'os triangulaire est la même que celle des os que nous venons de décrire.

Il est uni avec quatre os, qui sont l'os crochu, le radius, l'os lunaire, & l'os pisiforme; il est articulé avec l'os crochu, par sa grande facette articulaire concave ou face digitale; avec le radius, par sa facette articulaire convexe ou brachiale; avec l'os lunaire, par sa facette latérale externe ou radiale; avec l'os pisiforme, par la petite facette arrondie que nous avons observée sur la face non-articulaire supérieure.

Pour placer l'os triangulaire dans sa situation, & pour distinguer un os triangulaire droit du gauche, il faut placer en devant ou vers les doigts la grande facette articulaire concave; il faut tourner vers le radius la facette latérale qui est articulaire, ou vers le cubitus le bord raboteux de cet os; & il faut placer en dessus, c'est-à-dire, vers le dedans de la main, la petite facette articulaire arrondie pour l'os pisiforme.

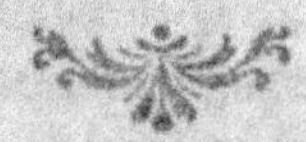

CHAPITRE L.

Du quatrième ou dernier Os de la première rangée, appelé Os Pisiforme.

Cet os est petit, & le plus petit des os du carpe ; sa ressemblance à un pois lui a fait donner le nom qu'il porte : on l'appelle aussi os hors des rangs, parce qu'en effet il n'est point dans le plan horizontal des autres os ; il est situé sur l'extrémité cubitale de la première rangée, & il contribue à l'élévation de cette grosseur de la main, connue sous le nom d'hypothenar : c'est la partie interne de la paume de la main. On ne distingue que deux faces dans cet os, une inférieure qui est articulaire & qui sert à l'unir avec l'os triangulaire, & une supérieure qui est raboteuse & convexe ; elle est quelquefois séparée de l'inférieure par un espace assez considérable, ce qui lui donne la figure d'une petite tête appuyée sur un col très-court ; à la face inégale de cette tête est attaché le tendon du muscle cubital interne, & une partie du muscle hypothenar ; il donne auffi attache au ligament tranfverfal du carpe.

Pour le mettre en fituation, il faut placer fa facette articulaire en bas ; il n'y a pas de caractères fuffifans pour donner un moyen de diftinguer un os pififorme du côté droit, de l'os pififorme de la main gauche.

Toute la partie qui foutient fa petite tête eft inégale pour l'attache de plufieurs fibres ligamenteufes très-fortes, qui affermiffent l'union de cet os avec l'os triangulaire & avec l'os crochu : l'os triangulaire eft le feul os du carpe avec lequel il foit uni.

Sa fubftance eft cellulaire, ainfi que celle des autres os du carpe, mais recouverte d'une croûte offeufe, quelquefois très-dure, quelquefois fpongieufe.

CHAPITRE LI.

Du premier os de la feconde rangée, appelé Os Trapèze.

Le trapèze forme l'extrémité radiale de la feconde rangée : il eft donc inutile de m'étendre davantage fur fa vraie fituation, elle ne fauroit être plus clairement indiquée. Il en est de cet os comme de tous les os du carpe : l'on ne peut, selon moi, le décrire d'une façon plus intelligible, qu'en examinant & en caractérisant les unes après les autres les différentes facettes dont il est recouvert. Le trapèze est un peu oblong, plus gros par une de ses extrémités que par l'autre. Nous allons d'abord parcourir ses différentes facettes articulaires ; il en est tout entouré dans sa longueur : on en peut distinguer cinq différentes ; elles ne sont séparées les unes des autres que par de petits bords ou angles dont le nombre répond à celui des facettes ; il le surpasse même, si l'on joint au nombre des angles qui règnent le long des facettes, ceux qui s'apperçoivent sur les extrémités de l'os. C'est sur cette multitude de bords ou d'angles qu'est fondée la dénomination de cet os, qui est appelé par plusieurs Anatomistes modernes, *multangulum majus*.

Des facettes articulaires, la première est digitale, la seconde est brachiale, la troisième est radiale ou latérale externe, la quatrième est cubitale ou latérale interne. La première est très-petite, & est articulée avec la base ou extrémité brachiale du premier os du métacarpe. La facette brachiale est large relativement à sa grandeur, un peu concave, & est articulée avec la tubérosité de l'os naviculaire. La facette radiale ou latérale externe, est la plus grande de toutes ; elle est un peu taillée en poulie, & elle est articulée avec la base de la première phalange du pouce. La facette cubitale ou latérale interne, est oblique, plus longue que large, & s'articule avec la facette radiale ou latérale externe du trapézoïde.

Des deux extrémités, l'une regarde obliquement le radius, l'autre se termine sur le dos de la main, & est plus proche du plan du cubitus que la première : c'est pourquoi nous nommerons la première extrémité radiale, & la seconde extrémité cubitale.

L'extrémité radiale est la plus grosse ; on y remarque une éminence & une sinuosité, le long de laquelle glisse le tendon du long fléchisseur du pouce : ces deux extrémités de l'os donnent attache aux ligamens qui affermissent son union avec les os voisins.

La substance de l'os trapèze est la même que celle des os précédens dans ses deux extrémités ; mais dans le reste de son étendue, elle est plus compacte.

Il est uni avec quatre os, qui sont le premier os du métacarpe, l'os naviculaire, la première phalange du pouce, & le trapézoïde. Il est articulé avec le premier os du métacarpe, par sa facette digitale ; avec l'os

naviculaire, par sa facette brachiale, petite, presque ronde, & légèrement concave ; avec la base de la première phalange du pouce, par sa facette taillée en
demi-poulie ou facette radiale ; il est articulé avec l'os trapézoïde, par sa facette
oblique ou latérale interne.

Pour mettre le trapèze dans sa situation,
& pour distinguer le trapèze du côté droit
du trapèze du côté gauche, il faut placer
en devant la facette digitale. Il faut aussi
que la grosse extrémité regarde un peu en
dehors & en dessus, & que la facette oblique regarde en dedans, c'est-à-dire, le
côté de la main qui répond au petit doigt
ou au cubitus.

L'usage de cet os est de concourir, ainsi
que les autres os que nous venons de décrire, à la formation du carpe ; mais il
remplit aussi les fonctions d'un des os du
métacarpe, car il s'articule immédiatement
avec la première phalange du pouce. Or
comme le pouce est remué par des puissances très-considérables, & qu'il fait des
efforts surprenans, la nature a donné pour
point d'appui au pouce, un os qui, par
sa dureté & sa solidité, est en état de soutenir de pareils efforts ; telle est sans doute
la raison pour laquelle le trapèze est plus
dur & plus solide que la plupart des os du
carpe.

CHAPITRE LII.

Du second Os de la seconde rangée, appelé Os Trapézoïde.

L'os trapézoïde ou *multangulum minus*, est un os oblong, plus étroit par une de ses extrémités que par l'autre, ce qui lui a fait donner le nom de pyramidal; il est, ainsi que le précédent, tout couvert de facettes, séparées par des lignes angulaires qui s'étendent sur sa longueur; il est situé entre l'os trapèze & entre le grand os; il a quatre facettes articulaires & deux non-articulaires : celles-ci sont aux extrémités de l'os. Des facettes articulaires, l'une est digitale, la seconde est brachiale, la troisième est latérale interne ou cubitale, la quatrième est latérale externe ou radiale.

Le facette digitale est oblongue & un peu convexe; elle est articulée avec la base du premier os du métacarpe. La facette brachiale est la plus petite; elle est légèrement concave, & sert à articuler cet os avec la tubérosité de l'os naviculaire. La facette cubitale est prolongée sur toute la longueur de l'os; elle est concave, & est

articulée avec le côté radial du grand os.
La facette radiale ou latérale externe, est
pareillement étendue sur toute la longueur
de l'os; elle est oblique, & sert à articuler
le trapézoïde avec le côté cubital de l'os
trapèze.

Des deux extrémités, l'une est presqu'en pointe; celle-ci regarde le creux de
la main, & peut être appelée extrémité
supérieure; l'autre est plus grosse, & fait
partie du dos de la main, ainsi elle est inférieure, suivant les conventions que j'ai
proposées dans le commencement de l'article des os du carpe; elles sont toutes
deux inégales, & donnent attache aux
ligamens qui assujettissent l'os dans son
union avec les voisins.

La substance de cet os est assez compacte, sur-tout vers son milieu; il est uni
avec quatre os, qui sont le premier os
du métacarpe, l'os naviculaire, le grand
os & le trapèze. Il est articulé avec le premier os du métacarpe, par sa facette légèrement convexe ou digitale; avec l'os naviculaire, par la plus petite de ses facettes
qui est la brachiale; avec le grand os,
par une facette un peu concave, mais
plus grande que la précédente : c'est sa
facette cubitale ou latérale interne; avec
le trapèze, par sa facette oblique ou radiale.

Pour mettre cet os en situation, & pour distinguer le trapézoïde du côté droit du trapézoïde du côté gauche, il faut placer en dessus sa petite extrémité ; il faut que la plus petite des facettes articulaires regarde en arrière ; il faut de plus que la facette oblique ou radiale regarde en dehors.

CHAPITRE LIII.

Du troisième os de la seconde rangée, appelé le grand Os.

Le grand os, ainsi appelé, parce qu'il est le plus grand des os du carpe, est situé dans la seconde rangée entre le trapézoïde & entre l'os crochu : on l'appelle aussi *os capitatum*, parce que l'une de ses extrémités est arrondie. Cet os a trois facettes articulaires, il en a deux non-articulaires ; il se termine par deux extrémités, une antérieure qui peut être regardée comme sa base, & une postérieure qui est arrondie comme une espèce de tête.

Des facettes articulaires, l'une est antérieure ou digitale, la seconde est cubitale ou latérale interne, la troisième est radiale ou latérale externe. La facette digitale ou antérieure eſt grande, applatie, & ſert à articuler cet os avec la baſe du ſecond os du métacarpe, & un peu avec le côté cubital de la baſe du premier; pour cette raiſon, elle eſt un peu entaillée ſur ſon bord radial. La ſeconde ou cubitale, eſt double; elle s'étend le long de cet os depuis la baſe juſqu'au bout de ſa tête ſur laquelle elle ſe dilate, s'agrandit en rondeur, & recouvre toute la tête; elle eſt articulée avec l'os crochu, avec l'os lunaire & avec l'os naviculaire. La troiſième, qui eſt la radiale ou latérale externe, ne s'étend pas depuis la baſe juſqu'à la tête; elle ſert à articuler cet os avec le trapézoïde & avec l'os naviculaire.

Des deux faces non-articulaires, l'une eſt ſupérieure & l'autre inférieure; la ſupérieure s'étend depuis la baſe juſqu'à la tête; elle donne attache à pluſieurs ligamens; elle finit à cet endroit où la tête de l'os forme une eſpèce de rebord; elle eſt convexe d'un côté à l'autre, & ſa convexité augmente à meſure qu'elle s'approche de la tête. La face inférieure, c'eſt-à-dire, celle qui fait partie du dos de la main, eſt la plus grande; elle eſt inégale, & plus applatie que la ſupérieure que nous venons de décrire; elle donne attache à pluſieurs fibres ligamenteuſes courtes, qui uniſſent cet os avec les os voiſins.

Dans les deux facettes articulaires latérales, l'on obſerve quelques endroits où le poli qui fait le caractère des facettes articulaires, manque ; au lieu d'une ſurface polie, l'on voit une ſurface inégale qui donne attache à des ligamens latéraux très-courts, qui uniſſent les côtés de l'os avec les côtés des os voiſins.

La ſubſtance de cet os eſt cellulaire ; une lame oſſeuſe plus aiſée à détruire que celle qui recouvre la ſubſtance du trapèze & du trapézoïde, recouvre le tiſſu cellulaire du grand os.

Il eſt articulé avec quatre os qui ſont l'os du métacarpe qui ſoutient le grand doigt, l'os naviculaire & l'os lunaire, l'os crochu & l'os trapézoïde ; il eſt articulé avec le troiſième os du métacarpe, par la grande facette antérieure ou digitale ; avec l'os lunaire & avec l'os naviculaire, par ſa tête ſur laquelle, ainſi que je l'ai dit, s'étend la facette latérale interne ; avec l'os crochu, par ſa facette latérale interne ou cubitale ; avec l'os trapézoïde, par ſa facette latérale externe ou radiale.

Pour mettre le grand os en ſituation, il faut placer ſa tête poſtérieurement, ou vers la concavité da la première rangée ; il faut mettre en bas celle des faces non-articulaires qui ſera la plus grande, & placer en dehors celle des facettes arti-

culaires latérales qui fera la moins longue : on pourroit dire qu'il eft quelquefois articulé avec cinq , car la bafe du
fecond os du métacarpe le touche un
peu.

CHAPITRE LIV.

Du quatrième os de la feconde rangée , appelé Os Crochu ou Unciforme.

L'Os crochu ou unciforme, eft ainfi
appelé , parce qu'il a une apophyfe recourbée en forme de crochet; il fait l'extrémité cubitale de la feconde rangée , ce
qui détermine fa fituation affez exactement
pour ne me pas étendre davantage fur
cet article. Nous y diftinguerons , ainfi
que dans les précédens , deux extrémités
& plufieurs facettes , dont trois font articulaires , & deux ne le font point.

Des facettes articulaires , l'une eft digitale , les deux autres font latérales; la
face digitale eft pratiquée fur la bafe ou
extrémité antérieure de cet os : cette facette eft divifée en deux facettes par une
petite ligne prefque infenfible; les deux
facettes qui réfultent de cette divifion ,

reçoivent les bafes des deux derniers os du
métacarpe.

Des deux facettes articulaires latérales,
l'une eft interne ou cubitale, l'autre externe ou radiale. La facette radiale eft
double; elle s'étend prefque tout le long
de l'os ; elle eft articulée avec le côté cubital du grand os ; elle eft étroite en
quelques endroits, de forte qu'elle ne
couvre pas tout le côté de l'os; ainfi le
côté radial de l'os crochu, eft en partie articulaire & en partie non articulaire : par
fa partie non articulaire ou inégale, il
donne attache à des fibres ligamenteufes
très-courtes qui l'uniffent avec le grand os.

La facette cubitale ne s'étend pas tout le
long de l'os ; la partie du côté cubital de
l'os la plus voifine de la bafe, n'eft point
articulaire ; elle eft inégale & donne attache à des ligamens; elle fait l'extrémité
de la feconde rangée. La partie articulaire
de ce côté, qui eft la facette cubitale,
diffère de la radiale en ce qu'elle eft plus
large & plus courte; elle eft articulée avec
l'os triangulaire.

Des deux faces non articulaires, l'une
eft fupérieure, & fait partie du dedans de
la main ; elle eft plus large en devant qu'en
arrière ; elle donne attache à des ligamens:
l'autre eft inférieure; elle eft plus grande
que la précédente, & fait partie du dos

de la main ; elle donne auſſi attache à pluſieurs ligamens courts : de cette face
s'élève une apophyſe recourbée en forme
de crochet ; elle eſt un peu applatie de
devant en arrière, & tranchante ſur les
côtés.

Des deux extrémités, l'une eſt antérieure
& eſt appelée la baſe de cet os ; elle eſt terminée, ainſi que je l'ai dit, par deux facettes articulaires qui ſoutiennent les deux
derniers os du métacarpe. L'autre eſt inférieure & ſe termine en pointe, applatie
d'un côté, & un peu arrondie de l'autre
comme une eſpèce de coin. Sur le bout
ou bord de cette pointe, l'on obſerve
quelquefois une petite marque ou facette,
par laquelle on diſtingue la partie de cet
os qui s'articule avec l'os lunaire.

La ſubſtance de cet os eſt la même que
celle de la plupart des os du carpe ; c'eſt
un aſſemblage de petites cellules oſſeuſes,
recouvertes d'une couche de ſubſtance
compacte, mais de peu d'épaiſſeur & de
ſolidité.

L'os crochu eſt articulé avec cinq os
qui ſont les deux derniers du métacarpe,
l'os triangulaire, l'os lunaire & le grand
os. Il eſt articulé avec les deux derniers
os du métacarpe, par la double facette
que nous avons remarquée ſur ſa baſe ou
extrémité antérieure ; il eſt uni avec l'os

triangulaire & avec l'os lunaire, par son
extrémité postérieure & par sa facette cubitale; il est articulé avec le grand os,
par sa facette radiale ou latérale externe.

Pour mettre l'os crochu dans sa situation, & pour distinguer le droit du gauche, il faut 1°. placer en devant la double
facette pour l'articulation de cet os avec
les deux derniers os du métacarpe. 2°. Il
faut placer en dessus celle des deux faces
non articulaires qui porte une apophyse.
3°. Il faut placer en dehors celle des deux
facettes latérales, qui sera la plus large &
un peu arrondie, & qui ne s'étendra pas
jusqu'à la base.

C'est ainsi que la seconde rangée des
os du carpe est terminée; les quatre os
qui la forment, examinés dans leur situation naturelle, sont si exactement unis
les uns avec les autres, que toutes leurs
extrémités ou faces antérieures sont rangées
sur une même ligne; l'on diroit presque
qu'ils ne font qu'une même surface propre
à recevoir les bases ou extrémités postérieures des os du métacarpe. Il n'en est pas
de même si on les examine par leurs extrémités postérieures, car ils forment une
convexité & une concavité; les deux premiers os de la seconde rangée forment une
concavité; les deux derniers, savoir: le
grand os & l'os crochu, forment une con-

vexité : la concavité des deux premiers, s'ajuste avec la convexité de l'éminence ou tubérosité de l'os naviculaire ; la convexité des deux derniers, est reçue dans la concavité formée par les faces antérieures de l'os naviculaire, de l'os lunaire & de l'os triangulaire.

Si l'on examine avec attention l'articulation de la première rangée avec la seconde, l'on sentira aisément ce qu'on doit penser de l'opinion de ceux qui se contentent de dire que les os du carpe, considérés dans leur union mutuelle, forment une convexité sur le dos de la main : ce sentiment est vrai jusqu'à un certain point. Les deux rangées, considérées du côté cubital au côté radial, forment sur le dos de la main une convexité qui est de niveau avec celles des os du métacarpe. Mais ce qu'on ne dit point ordinairement, & ce qu'il est important de dire, c'est que ces deux mêmes rangées, examinées dans leur union, forment de devant en arrière une concavité ; nous la sentirions sur nous-mêmes, si les tendons des muscles extenseurs, la peau & la graisse dont le dos de la main est recouvert, ne déroboient à nos doigts, quand nous voulons sonder cette concavité, un obstacle qui fait évanouir la concavité : cependant, dans les personnes maigres, on la sent ; c'est

un enfoncement naturel qu'il eſt très-
utile de connoître dans les maladies du
poignet.

L'on peut rendre cet enfoncement plus
ſenſible , pour peu qu'on pouſſe en arrière , ou qu'on renverſe la ſeconde rangée
ſur la première : car alors on apperçoit
très-ſenſiblement le mouvement de la ſeconde rangée ſur la première ; & à meſure que ce mouvement s'exécute , l'on
apperçoit l'enfoncement augmenter ſur le
dos de la main , tout auprès de l'articulation du poignet avec l'avant-bras. Cette
remarque eſt vraie , & elle n'a pas échappé
à M. Winſlow ; & il eſt bon d'y faire
attention , non-ſeulement pour connoître
la nature telle qu'elle eſt , mais auſſi pour
nous guider dans les maladies qui atta-
quent ces parties , telles que les plaies ,
les caries , les fractures , les luxations , les
gonflemens & les tumeurs qui ſuivent les
efforts violens que nous faiſons avec la
main & le poignet , les chûtes , les caries
& abſcès , les kiſtes lymphatiques ou ſé-
reux , les ganglions.

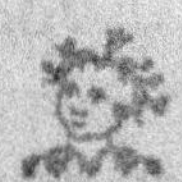

CHAPITRE LV.

De la seconde partie de la Main en particulier, ou du Métacarpe.

Le métacarpe, ainsi qu'il a été dit ci-dessus, est un assemblage de quatre os longs chacun d'environ trois travers de doigts, placés presque parallèlement les uns auprès des autres sur un même plan horizontal, presque comme les barres d'une grille, ou les branches d'une fourchette.

Nous distinguerons dans le métacarpe, ainsi que nous avons fait en parlant de la main en général, deux extrémités, deux côtés & deux faces. Des extrémités, l'une est antérieure ou digitale, l'autre est postérieure ou brachiale. L'extrémité antérieure est un peu moins large que la postérieure ; d'où il suit que les différens os du métacarpe ne sont pas exactement parallèles les uns aux autres, mais qu'ils s'écartent un peu de derrière en devant. Des deux côtés, l'un est interne ou cubital, l'autre est externe ou radial. Des deux faces, l'une est inférieure ou dorsale, l'autre est supérieure ou palmaire.

Les os du métacarpe font de différente longueur : celui qui foutient le grand doigt eft le plus long, enfuite vient celui qui foutient l'index & celui qui foutient l'annulaire ; le plus petit eft celui qui foutient le petit doigt : ils font tous plus gros à leur extrémité que dans leur milieu ; de cette ftructure, il réfulte des intervalles entre les os du métacarpe qui règnent depuis leurs extrémités poftérieures jufqu'à leurs extrémités antérieures : ces efpaces font remplis par des mufcles appelés mufcles entr'offeux. La face inférieure ou dorfale du métacarpe, eft convexe & fait la plus grande partie du dos de la main. La face fupérieure ou palmaire eft concave, & fait la plus grande partie du dedans ou creux de la main.

Ce n'eft point affez d'avoir diftingué dans le métacarpe pris dans fa totalité, une extrémité antérieure, une poftérieure, deux côtés & deux faces ; il faut que cette diftinction s'étende fur chaque os du métacarpe examiné féparément. Ainfi nous diftinguerons dans chaque os du métacarpe, deux extrémités, une antérieure ou digitale, une poftérieure ou brachiale ; deux côtés, un interne ou cubital, un externe ou radial ; deux faces, une fupérieure ou palmaire, une inférieure ou dorfale. L'extrémité antérieure de chaque os du métacarpe, eft appelée la tête de l'os ; l'extrémité inférieure eſt appelée la baſe.

Nous diſtinguerons auſſi dans chacun de ces os , ſa partie moyenne connue ſous le nom de corps de l'os ; & dans ce corps , les diſtinctions en faces & en côtés ont lieu , ainſi que nous l'avons obſervé en parlant de chaque os pris dans ſa totalité.

Ainſi , le corps de chaque os du métacarpe a deux faces , une ſupérieure ou palmaire , une inférieure ou dorſale : deux côtés , un interne ou cubital , un externe ou radial. La face inférieure eſt convexe , & un peu plus large à meſure qu'elle approche de la tête & de la baſe ; elle eſt étroite dans ſon milieu. La face ſupérieure eſt concave , moins large que la ſupérieure ; elle eſt même plus étroite que les côtés de l'os ; elle s'élargit , ainſi que l'inférieure , en s'approchant de la tête & de la baſe : les deux côtés de chaque os ſe reſſemblent ; il en faut excepter le côté cubital du quatrième os , c'eſt-à-dire, de celui qui ſoutient le petit doigt ; il eſt plus inégal que le côté externe ou radial.

L'extrémité antérieure de chaque os du métacarpe , eſt une ſphère arrondie en forme de tête , liſſe & polie , ſur laquelle ſe remue la baſe de la première phalange de chaque doigt , & qui peut être remuée en tout ſens. Autour de la tête de chaque os, se présentent quatre éminences & quatre cavités qui font comme l'union de la tête avec le corps de l'os. De ces éminences, deux sont supérieures & deux inférieures. (Remarquez que je continue de décrire la main , comme si elle étoit toujours dans un état de supination forcée : je prends cette position , car il en faut prendre une & s'y tenir ; s'il y a quelque chose à reprocher à la préférence que je lui donne, le Lecteur me le pardonnera : si nous y trouvons notre utilité & notre commodité , nous nous saurons gré du choix que nous aurons fait.)

De ces éminences, dis-je , deux sont supérieures & deux inférieures , faisant comme quatre angles autour de la tête. Les deux éminences supérieures sont ordinairement plus grosses que les inférieures ; leurs surfaces sont peu inégales , & donnent attache à la capsule articulaire & aux ligamens latéraux. Les deux supérieures donnent de plus attache aux fibres tendineuses de l'aponévrose palmaire. Des cavités , l'une est supérieure , l'autre est inférieure, les deux autres sont latérales : celles-ci sont plus grandes que la supérieure & que l'inférieure ; la plus petite est l'inférieure ; elles logent des fibres ligamenteuses , des graisses & des organes glanduleux qui filtrent une liqueur grasse , qui

pénètre dans l'articulation de l'os du métacarpe avec la bafe de la première phalange de chaque doigt.

Des quatre éminences dont nous venons
de parler, partent quatre angles en forme
de lignes fuperficielles, qui fe prolongent
le long du corps de chaque os, & qui dif-
paroiffent vers le milieu du corps de l'os.

Des deux éminences fupérieures, l'une
eft cubitale, l'autre eft radiale; celle-ci eft
ordinairement plus faillante que l'autre.
J'ai dit que les furfaces de ces éminences
étoient inégales, cela eft vrai en général;
cependant quelques-unes ont des furfaces
polies, & cela arrive toujours quand elles
font recouvertes de quelques os féfamoïdes:
cela s'obferve particulièrement fur l'os du
métacarpe qui foutient l'index, & quelquefois fur celui qui foutient le grand doigt.

Les extrémités poftérieures ou bafes des
os du métacarpe, font plus groffes que les
extrémités antérieures; elles ont toutes
de grandes furfaces polies, par lefquelles
elles s'articulent avec les facettes digitales
de os de la feconde rangée du carpe. Mais
pour entendre aifément ce qui me refte à
dire de la ftructure des bafes des os du
métacarpe, il faut encore en venir à des
diftinctions & divifions ennuyeufes à l'Auteur & au Lecteur, mais utiles à l'un & à
l'autre; utiles à l'Auteur, qui, par leur
fecours,

fecours, exprime fes connoiffances plus clairement; utiles au Lecteur, qui, à leur faveur, arrive plus aifément & plus s irement à l'exacte connoiffance de la chofe.

Dans la bafe de chaque os du métacarpe, il fe préfente cinq faces différentes; l'une eft fupérieure ou palmaire, l'autre eft inférieure ou dorfale; il y en a deux latérales, dont l'une eft interne ou cubitale, l'autre eft externe ou radiale; la cinquième eft brachiale. La face fupérieure ou palmaire eft petite; fa furface eft toute inégale; elle eft convexe, & fert à donner attache aux ligamens qui lient ces os enfemble, & avec les os de la feconde rangée du carpe. La face inférieure ou dorfale eft plus large, plus droite, mais inégale comme la précédente, fervant à donner attache aux fibres ligamenteufes; elles fervent auffi, dans le premier & le fecond os du métacarpe, à donner attache aux tendons du radial externe.

Les deux faces latérales font plus grandes; elles font en partie articulaires, & en partie non articulaires, c'eft-à-dire, que l'on y obferve une ou deux facettes pour l'articulation du côté de la bafe d'un des os du métacarpe, avec le côté de la bafe d'un os voifin; & autour de chaque facette, une furface inégale pour donner attache à des ligamens : car les os du métacarpe ne font pas feulement par leurs bafes, articulés avec les os de la feconde rangée du carpe, ils le font encore entre eux. Mais comme, dans la bafe de chaque os, ces facettes préfentent des différences réelles, & nous fournissent des caractères de diftinction auxquels on peut reconnoître & diftinguer sûrement un os du métacarpe des trois autres os du métacarpe, nous décrirons féparément les facettes latérales des bafes de chaque os du métacarpe, ainfi que la grande facette brachiale, c'eft-à-dire, celle par laquelle la bafe de chaque os eft appuyée fur les os de la feconde rangée du carpe, afin que du premier coup-d'œil on puiffe diftinguer, fans fe méprendre, un os du métacarpe des trois autres os, & ainfi de tous, pris féparément.

Ces caractères font fi marqués, que quand on les a bien préfens à l'efprit, on eft en état, en ne voyant que la bafe d'un des os du métacarpe, fans avoir égard au refte de l'os, que l'on peut fuppofer détruit, affurer, fans fe tromper, auquel des os appartient la bafe que l'on examine.

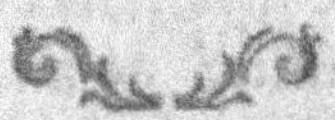

CHAPITRE LVI.

Ligamens des Os du Carpe.

LES ligamens des os du carpe sont
très-multipliés ; ils sont de différente longueur, mais en général ils sont très-courts ;
ils ont aussi des directions différentes : on
les peut diviser en deux classes principales ;
les uns sont placés sur le dos ou la convexité de la main, & peuvent être appelés
ligamens dorsaux des os du carpe ; les
autres sont placés dans la cavité de la
main, & peuvent se nommer ligamens
palmaires. Quelques-uns sont placés sur le
côté cubital de chaque os, & peuvent,
avec raison, être appelés ligamens cubi-
taux ou internes. D'autres sont situés sur
le côté ou bord externe de chacun des os
du carpe, & peuvent être nommés ligamens radiaux ou ligamens externes de tel
ou tel os du métacarpe.

L'on peut encore établir les distinctions
suivantes, entre les différens os du carpe :
car les uns, ainsi qu'il a été dit, lient les
os du carpe en général avec ceux de l'a-
vant-bras ; d'autres attachent particulièrement les trois os de la première rangée

avec les os de l'avant-bras : les ligamens styloïdiens du rayon & du cubitus, ont ce premier usage. Ceux que nous avons dit s'attacher d'une part au contour de la base du radius, & d'autre part à la surface palmaire & à la surface dorsale de chacun des os de la première rangée, ont le second usage que je viens d'indiquer.

Il y a des ligamens qui ne servent qu'à unir ensemble les os d'une même rangée, & il y en a d'autres qui servent à attacher les os de la première rangée à ceux de la seconde, *& vice versâ.*

Enfin, il y en a qui ont l'usage de lier les os de la seconde rangée avec ceux du métacarpe.

Il y a encore des ligamens au carpe, qui sont plus superficiels que la plupart des autres. Les premiers sont des bandes ligamenteuses qui ne se bornent pas à lier un seul os avec l'os voisin, mais qui s'étendent sur plusieurs os & les unissent tous. Ces bandes ligamenteuses recouvrent de petits ligamens courts qui sont placés le long des bords de chaque os en particulier : ceux-ci sont très-multipliés.

Les deux derniers os de la seconde rangée, sont encore liés l'un à l'autre par de petites fibres ligamenteuses très-courtes, attachées d'une part à la face cubitale de l'os *capitatum*, & d'autre part à la portion non articulaire de la face radiale de l'os crochu.

Le poignet est sujet à se luxer, & cette luxation est très-douloureuse ; elle est accompagnée d'un grand gonflement, & l'inflammation ne tarde pas à se déclarer si on ne la prévient pas par une réduction faite à propos, par de fréquentes saignées, par des fomentations résolutives, & par un régime convenable. L'une des principales attentions que l'on doit avoir, est de ne point faire un bandage trop serré, parce que le sang de cette partie n'a de retour que par des veines très-superficielles qui se trouvent comprimées par le bandange. La cause principale des accidens qui surviennent aux luxations du poignet, doit être attribuée au grand nombre de tendons & de nerfs dont cette partie est environnée.

CHAPITRE LVII.

Du premier Os du Métacarpe, & des usages de ce premier Os.

IL ne me reste rien à ajouter à ce qui a été dit de la tête & du corps de cet os;

Tous les os du métacarpe se ressemblent tellement par ces deux parties (il en faut excepter celui qui soutient le petit doigt), qu'il seroit impossible de les distinguer les uns des autres si l'on n'avoit recours à la base : c'est donc la base de chaque os du métacarpe, que j'entreprends de décrire dans ce chapitre & dans le trois suivans.

Le premier os du métacarpe fait le côté radial du métacarpe. Nous distinguerons dans sa base, qui est un peu concave, & qui a une petite échancrure angulaire au bord externe, deux faces latérales, une latérale externe ou radiale, & une latérale interne ou cubitale. Nous en distinguerons une troisième qui est la brachiale; c'est la plus grande & celle qui demande le plus d'attention. Nous ne parlerons point, en décrivant la base de cet os, ni en décrivant celle des os suivans, des faces supérieures & inférieures des bases; elles n'offrent point assez de différences entre elles, pour que nous devions nous y arrêter.

Dans la base du premier os du métacarpe, la face latérale externe ou radiale est toute inégale; elle ne porte aucune facette articulaire, excepté la petite échancrure angulaire que j'ai indiquée ci-dessus, & par-là elle se distingue facilement de la face latérale interne. Celle-ci est articulaire dans toute sa longueur; elle est convexe, & par sa convexité elle s'articule avec le côté radial de la base du second os : la face brachiale de cette base est articulaire dans toute sa longueur ; cette face brachiale est articulée avec la petite facette digitale du premier os de la seconde rangée, c'est-à-dire, de l'os trapèze ; elle est aussi articulée avec la facette digitale de l'os trapézoïde.

Pour distinguer le premier os du métacarpe des autres os, il faut placer la base en arrière, la face convexe du corps de l'os en bas ou vers le dos de la main ; & vers le côté radial, celle des deux faces latérales de la base qui n'a point de facette articulaire. Si l'on n'avoit que la base de cet os, & qu'on voulût savoir si elle lui appartient, voici comme l'on peut s'en assurer. Il faut placer en bas la face non articulaire la plus droite, ou en dessous la face non articulaire la plus convexe & la plus petite ; il faut placer en arrière la grande facette articulaire de la base, & il faut mettre vers le pouce ou le côté radial, celle des deux faces latérales qui ne sera point articulaire.

L'usage du premier os du métacarpe est de soutenir le doigt indicateur, de former le côté radial du métacarpe, de donner insertion à plusieurs muscles, tels que le mésothenar, le demi-entr'osseux du pouce,

O iv

le demi-entr'offeux de l'index, le premier des entr'offeux externes, & au muscle radial externe. Il donne attache au muscle méfothenar par la face radiale de fa bafe & de fon corps; au demi-entr'offeux du pouce, par la face radiale de fa bafe; au muscle demi-entr'offeux du pouce, par le côté radial de fon corps; au premier des entr'offeux externes, par fon côté cubital; à un des tendons du muscle bicornis, par la face dorfale ou inférieure de fa bafe.

Le premier os du métacarpe eft uni avec cinq os, avec la première phalange de l'index, avec l'os trapèze, avec l'os trapézoïde, avec le grand os, & avec la bafe du fecond os du métacarpe. Il eft articulé avec la première phalange de l'index par fa tête; il eft uni avec le trapèze & avec le trapézoïde, par la grande facette de fa bafe; avec le grand os, par une petite entaille angulaire; il eft articulé avec le fecond os du métacarpe, par la facette latérale interne; il eft encore fouvent articulé avec un os féfamoïde, & quelquefois avec deux, par l'éminence radiale fupérieure de fa tête, quand il n'y en a qu'un; & par l'éminence radiale, & par l'éminence cubitale fupérieure, quand il y a deux os féfamoïdes, ce qui eft affez rare,

CHAPITRE LVIII.

Du second Os du Métacarpe, & de ses usages.

IL est le plus long des os du métacarpe ; il ne présente rien dans son extrémité antérieure, qui n'ait été exposé en parlant du métacarpe : nous nous bornerons donc ici à l'exposition de sa base ; elle nous fournira des caractères suffisans pour distinguer exactement cet os des autres os du métacarpe.

Nous distinguerons dans sa base trois faces, une postérieure ou brachiale, & deux latérales. Je ne parle point de ses faces supérieures & inférieures, nous en avons parlé en traitant des os du métacarpe en général. Des deux faces latérales, l'une est externe ou radiale, l'autre est interne ou cubitale. La face latérale externe ou radiale, porte une facette articulaire en forme de croissant, dont la concavité regarde le premier os du métacarpe. La face latérale interne ou cubitale, est presque divisée en deux dans son milieu par un petit enfoncement dont la surface est inégale, & donne insertion à des fibres ligamenteufes. Les deux empreintes ou facettes articulaires qui réfultent de cette divifion, s'articulent avec le côté radial de la bafe du troifième os du métacarpe. Tout le refte de cette face préfente des inégalités pour l'attache de plufieurs fibres tendineufes ligamenteufes. La troifième facette de cette bafe, & la dernière qui nous refte à décrire, eft triangulaire; elle eft fort longue, & beaucoup plus large en bas qu'en haut; elle eft articulée avec la facette digitale du grand os du carpe.

Pour mettre cet os en fituation, & pour diftinguer celui de la main droite de celui de la main gauche, il faut placer en bas ou vers le dos de la main, la plus grande & la plus applatie des faces non articulaires; il faut placer en arrière la grande face articulaire & triangulaire; il faut tourner du côté du petit doigt celle des deux faces latérales qui fera partagée en deux facettes articulaires.

Le fecond os du métacarpe eft articulé avec quatre os, favoir: avec la première phalange du grand doigt, avec le grand os du carpe, avec le premier os du mé-tacarpe, & avec le fecond os du méta-carpe. Il eft articulé avec la bafe de la première phalange du grand doigt, par fa tête; avec la facette digitale du grand os du carpe, par la grande facette trian-

gulaire de sa base; avec le premier os du
métacarpe, par celle de ses faces latérales
qui ne porte qu'une facette taillée en croif-
fant; avec le troisième os du métacarpe,
par celle de ses facettes latérales qui porte
deux facettes articulaires.

L'usage de cet os est de soutenir le grand
doigt, de donner attache à plusieurs fibres
ligamenteuses & à deux digitations de l'a-
ponévrose palmaire, à quatre muscles qui
font les deux premiers entr'osseux de l'index, l'adducteur du pouce au petit doigt,
& le radial externe. Il donne attache aux
fibres ligamenteuses, par les faces inégales
de sa base; à deux digitations de l'aponévrose palmaire, par les deux éminences
supérieures de sa tête; au premier entre-
osseux interne, par le côte radial de son
corps & de sa base; au second entr'osseux
interne, par le côté cubital de son corps
& de sa base; à l'adducteur du pouce vers
le petit doigt, par la face supérieure ou
concave de son corps; à un des tendons
du radial externe, par la face inférieure de
sa base.

La substance de cet os, ainsi que celle
des autres os du métacarpe, est compacte
dans la partie que nous appelons le corps;
elle est cellulaire à la tête & à la base,
mais cette substance cellulaire est recou-

verte d'une couche assez mince & très-poreuse de substance compacte.

CHAPITRE LIX.

Du troisième Os du Métacarpe, & de ses usages.

LE troisième os du métacarpe est plus
court que le précédent, & plus long que
le quatrième ; il n'offre rien ni dans sa tête,
ni à son corps, qui n'ait été exposé en parlant des quatre os du métacarpe en général. La base de cet os est beaucoup plus
courte, examinée de haut en bas, que
celle de l'os que nous venons de décrire ;
elle est presque carrée : nous n'en examinerons ici que trois faces, une brachiale
& deux latérales. La face brachiale est
courte, aussi large que longue, arrondie
ou presque carrée ; elle s'articule sur une
des facettes antérieures de la base de l'os
crochu. Des deux faces latérales, l'une est
latérale externe ou radiale ; l'autre est latérale interne ou cubitale : celle-ci n'a
qu'une facette articulaire convexe, qui
s'articule avec le côté radial de la base
du quatrième os du métacarpe ; cette facette articulaire est toute environnée de

petites inégalités pour l'attache des ligamens qui affermissent l'union de cet os avec le quatrième.

On remarque quelquefois sur l'angle cubital de la base, une petite empreinte articulaire qui touche un peu le bord interne de la grande facette du grand os, & qui s'articule avec lui.

La face latérale externe se distingue facilement de celle que nous venons de décrire, parce qu'elle se divise en deux petites facettes articulaires, qui s'articulent avec les petites facettes articulaires que nous avons remarquées sur le côté cubital de la base du second os du métacarpe : du reste, cette face latérale externe offre quelques enfoncemens & quelques inégalités pour l'attache des fibres ligamenteuses.

L'usage du troisième os du métacarpe, est de soutenir le doigt annulaire, de contribuer à former la partie moyenne de la main, de donner insertion à plusieurs ligamens & à l'aponévrose palmaire, de donner attache aux muscles entr'osseux. Il donne attache à plusieurs fibres tendineuses & à la capsule articulée, par la circonférence de sa tête ; à deux digitations de l'aponévrose palmaire, par les deux éminences supérieures de sa tête ; au second des muscles entr'osseux externes, par le bord externe de son corps ; au troisième des muscles entr'osseux internes, par le côté cubital de son corps.

Le troisième os du métacarpe est articulé avec cinq os, savoir : avec la base de la première phalange du doigt annulaire, avec l'os crochu & avec le grand os, avec la base du second os du métacarpe, & avec la base du quatrième ou dernier os du métacarpe. Il est articulé avec la première phalange du doigt annulaire, par sa tête; avec l'os *capitatum*, par le bord ou angle cubital de sa base; avec l'os crochu, par la grande facette articulaire de sa base; avec le second os du métacarpe, par les deux facettes articulaires que l'on remarque sur la face latérale externe de sa base; avec le quatrième os du métacarpe, par la facette articulaire du côté cubital de sa base.

Pour mettre le troisième os du métacarpe dans sa situation, pour le distinguer des trois autres, & pour connoître celui de la main droite ou celui de la main gauche, il faut placer en arrière la grande facette articulaire de sa base; il faut placer en dessous ou en bas celle des deux faces non articulaires qui est la plus droite & la plus unie, & tourner vers le petit doigt ou le côté cubital, celle des deux faces latérales qui n'a qu'une empreinte ou facette articulaire.

La substance de cet os n'est pas différente de celle des autres os du métacarpe.

CHAPITRE LX.

Du quatrième & dernier Os du Métacarpe.

CET os est le plus court des quatre os du métacarpe : du reste, il leur ressemble par la structure de sa tête & de son corps. Il faut consulter exactement sa base pour appercevoir les différences qui caractérisent cet os, & qui le font sûrement distinguer. Cette base est presque ronde & entourée d'une surface inégale ; trois facettes principales se présentent à examiner dans cet os, outre la supérieure & l'inférieure, qui, s'accordant en tout avec les faces supérieures & les inférieures des bases des autres os, ne demandent point d'examen particulier. De ces trois faces, l'une est postérieure ou brachiale, les deux autres sont latérales ; l'une est latérale externe, l'autre est latérale interne. La face brachiale est la plus grande des faces articulaires de cette base ; elle est reçue sur la seconde des faces articulaires antérieures de l'os crochu. Des faces latérales, l'externe ou

radiale préfente une feule facette articulaire, au deffus de laquelle on voit une
petite crénelure ou enfoncement & une
petite tubérofité. L'interne ou cubitale n'a
point de facette articulaire, elle eft inégale
dans toute fon étendue.

L'ufage de cet os eft de former le côté
cubital du métacarpe, de foutenir le petit
doigt, de donner attache à plufieurs fibres
tendineufes & ligamenteufes, à la capfule
de l'articulation de la première phalange
du petit doigt, à une double digitation de
l'aponévrofe palmaire, au mufcle fléchiffeur propre du petit doigt, & au mufcle
métacarpien. Il donne attache par fa bafe
aux fibres ligamenteufes, qui affermiffent
fon union avec le troifième os du métacarpe & avec l'os crochu; par fa tête il
donne attache à la capfule de fon articulation avec le petit doigt, & aux fibres
tendineufes dont cette capfule eft fortifiée.
L'on fait que ces fibres tendineufes viennent des tendons des entr'offeux & des
lombricaux, & des tendons des extenfeurs.
Il en eft de même de la tête de chacun des autres os du métacarpe, tous donnent par leur tête attache aux capfules de
leur articulation avec chaque doigt; &
cette capfule étant très-fortifiée par les
fibres tendineufes des extenfeurs, & par
celles des entr'offeux & des lombricaux,

il s'enfuit que les têtes des os du métacarpe
deviennent des points d'infertion pour plufieurs fibres tendineufes de chacun de ces
mufcles. Le quatrième os du métacarpe
donne attache au troifième mufcle des entr'offeux externes , par le côté radial de
fon corps ; il donne attache au fléchiffeur
propre du petit doigt, appelé hypothenar,
par la face fupérieure de fon corps ; au
mufcle métacarpien , par cette même
face.

Il eft articulé avec trois os , qui font la
première phalange du petit doigt, l'os
crochu, & le troifième os du métacarpe.
Il eft articulé avec la première phalange
du petit doigt, par fa tête ; avec l'os crochu, par la grande facette articulaire de
fa bafe ; avec le troifième os du métacarpe,
par la facette articulaire que nous avons
remarquée fur la face latérale externe.

Pour placer le dernier des os du métacarpe dans fa fituation naturelle , pour le
diftinguer des autres os du métacarpe, &
pour diftinguer le droit du gauche , il
faut placer en deffous la partie convexe du
corps , ou celle des faces non articulaires
de la bafe qui fera le moins convexe : il
faut que celle des faces latérales qui porte
une empreinte ou facette articulaire , regarde le côté radial de la main.

La fubstance de cet os est la même que celle des autres os du métacarpe.

CHAPITRE LXI.

Ligamens des Os du Métacarpe.

LES os du métacarpe font premièrement liés avec les os de la feconde rangée du carpe par des ligamens courts, qui s'attachent d'une part prefque à tout le contour de leur bafe, & d'autre part à tout le contour des facettes digitales des os de la feconde rangée ; mais encore ils font liés les uns avec les autres à leurs bafes & à leurs têtes par plufieurs ligamens. Ainfi l'os du métacarpe qui foutient l'index, est lié avec celui qui foutient le grand doigt, par des ligamens courts, attachés d'une part au bord cubital de fa face dorfale, & au côté cubital de fa face palmaire ; & d'autre part, au bord radial de la face dorfale & au bord de la face palmaire de l'os du métacarpe qui foutient le grand doigt.

Le fecond os du métacarpe est lié au troifième par des fibres ligamenteufes très-courtes, attachées par une de leurs extrémités au bord cubital de la face dorfale de fa bafe, & au bord cubital de la face

palmaire de cette même bafe, qui fe terminent au bord radial de la face dorfale
& de la face palmaire de la bafe du troifième os du métacarpe.

La bafe du troifième os du métacarpe,
eft liée à la bafe du dernier os du métacarpe par des fibres ligamenteufes, attachées par leurs extrémités radiales au bord
cubital de la face palmaire & de la face
dorfale de fa bafe, & qui fe terminent
au bord radial de la face palmaire & de
la face dorfale de la bafe du dernier os du
métacarpe. Ce dernier os eft encore attaché au cubitus, ainfi qu'il a été dit, par
un prolongement du ligament ftyloïdien
du cubitus.

Les bafes des os du métacarpe font encore liées les unes avec les autres, par des
fibres ligamenteufes très-courtes, attachées
aux portions non articulaires de leurs faces
latérales : de telles fibres uniffent la face
cubitale de la bafe du premier os du métacarpe avec la face radiale de la bafe du
fecond os du métacarpe; la face cubitale
de la bafe du fecond avec la face radiale
de la bafe du troifième; la face cubitale
du troifième avec la face radiale du quatrième.

Quoique toutes ces fibres ligamenteufes
fe reffemblent par leur direction & par
leurs ufages, celles qui uniffent les bafes

des deux derniers os les attachent d'une façon moins serrée que celles qui lient les bases des autres os.

Les têtes des os du métacarpe sont aussi fortement attachées les unes aux autres par un ligament placé transversalement dans la cavité de la main; ce ligament est attaché par des prolongemens particuliers aux têtes des quatre os du métacarpe. Il est percé de plusieurs trous qui donnent issue aux tendons des muscles fléchisseurs des doigts : il est fortifié par l'aponévrose palmaire.

CHAPITRE LXII.

De la troisième partie de la Main, ou des Doigts.

LA troisième ou dernière partie de la main est formée, ainsi que personne ne l'ignore, de cinq doigts : de ces cinq organes, dont l'agilité & la dextérité surpasse toute expression, le premier & le principal est appelé le pouce, & est hors du plan & du rang des autres doigts. Les quatre autres que nous allons décrire les premiers, sont placés presque sur une même ligne sur les têtes des os du métacarpe ; ils font difposés & couchés parallèlement les uns auprès des autres.

Chaque doigt eft compofé de trois os placés les uns au bout des autres dans la même ligne ; on les a appelés phalanges. L'on a appelé première phalange celle qui eft appuyée fur la tête arrondie de chaque os du métacarpe. La feconde phalange, ou phalange moyenne, eft celle qui, par une de fes extrémités, eft articulée avec la première, & par l'autre avec la troifième ; enfin la troifième eft celle qui forme le bout antérieur ou l'extrémité antérieure de chaque doigt, & qui par fon bout poftérieur eft articulée avec la feconde. Ces trois phalanges préfentent quelques caractères qui les différencient les unes des autres, & il eft néceffaire que nous en ayons une exacte connoiffance.

Des quatre doigts, le premier, en commençant par le côté radial, a été nommé indicateur, parce que nous nous en fervons ordinairement pour montrer les objets que nous voulons faire connoître : il eft auffi le premier des quatre, à raifon de fa force & de l'élégance de fon action. Le fecond eft appelé le grand doigt, parce qu'en effet il eft le plus grand tous. Le troifième eft appelé annulaire, parce qu'il nous fert à porter des bijoux en forme d'anneaux. Le quatrième enfin se nomme le petit doigt, parce qu'il est en effet le plus petit de tous; on l'appelle aussi auriculaire, parce qu'il nous sert quelquefois d'instrument pour nettoyer nos oreilles. Ces quatre doigts sont tous de différente longueur; le grand doigt est le plus long, ensuite l'annulaire; l'indicateur tient le troisième rang, & l'auriculaire est, ainsi que nous venons de dire, le plus petit de tous.

Chaque doigt a deux extrémités, une antérieure & l'autre postérieure; deux côtés, l'un externe ou radial, l'autre interne ou cubital; deux faces, une supérieure, & l'autre inférieure. Des extrémités, l'une est antérieure, & forme le bout du doigt; cette extrémité est plus petite que la postérieure; elle est un peu applatie de haut en bas; l'autre extrémité est postérieure, & peut être appelée la base du doigt; elle est un peu arrondie; les deux côtés sont médiocrement tranchans & inégaux. Des deux faces, la supérieure est applatie, & un peu moins polie que l'inférieure qui est convexe & très-égale. Après avoir considéré le doigt dans sa totalité, nous allons examiner en particulier chacune des phalanges dont chaque doigt est composé.

Dans chaque phalange nous distinguerons, ainsi que nous avons fait dans le doigt examiné dans sa totalité, deux extrémités, une antérieure, & une postérieure; deux côtés, l'un radial ou externe, l'autre cubital ou interne; deux faces, l'une supérieure & l'autre inférieure. Les extrémités, les côtés & les faces de chaque phalange suivent la règle qui a été donnée pour chaque doigt, c'est-à-dire, que l'extrémité antérieure de chaque phalange est plus petite que la postérieure; que les côtés sont médiocremens tranchans & inégaux; que la face supérieure est applatie & moins polie que l'inférieure, & que celle-ci est convexe & très-lisse. Entrons maintenant dans quelques détails plus particuliers.

CHAPITRE LXIII.

Des premières Phalanges des Doigts.

LES premières phalanges des doigts sont plus longues, plus grosses & plus larges que les autres. Les secondes phalanges sont plus longues, plus grosses & plus larges que les troisièmes qui sont les plus petites des trois. De cette diminution en étendue que suit chaque phalange, il ré-

sulte que chaque doigt ressemble à une pyramide dont la base est appuyée sur l'extrémité antérieure d'un des os du métacarpe.
Les doigts sont donc autant de pyramides
osseuses, composées chacune de trois parties très-propres à se remuer les unes sur
les autres, & sur les têtes des os du carpe;
mais cette mobilité des différens doigts
sur les os du métacarpe, & de chaque
phalange sur celle qui la soutient, paroîtra plus clairement après que nous aurons
donné l'exposition de la structure des extrémités de chaque phalange. Nous allons
d'abord parler des premières phalanges,
ensuite des secondes, & nous finirons par
les troisièmes.

Non-seulement les premières phalanges
diffèrent des autres en ce qu'elles sont plus
longues & plus grosses, elles en diffèrent
encore par la structure de leurs extrémités; car les extrémités postérieures des premières phalanges se terminent par une cavité glénoïdale presqu'exactement ronde,
couronnée d'un bord inégal auquel s'attache la capsule articulaire. La cavité postérieure recouvre, comme une espèce de
calotte, la tête de chaque os du métacarpe, & forme avec elle une articulation par genou, ou une énarthrose régulière : articulation qui permet des mouvemens en tous sens. Le bord circulaire dont

est

est environnée la cavité glénoïdale , est plus droit ou moins convexe supérieurement qu'inférieurement ; de chaque côté de ce bord l'on observe une éminence ; celle du côté radial m'a semblé un peu plus grosse que l'éminence du côté cubital ; mais cette différence n'est ni bien considérable , ni constante.

L'extrémité antérieure de chaque première phalange , considérée avec l'extrémité postérieure de chaque seconde phalange , forme une articulation par charnière. L'extrémité antérieure de chaque première phalange , pour former une telle articulation , est taillée en demi-poulie ; deux éminences, en forme de condyles , forment les côtés de la poulie ; une cavité creusée superficiellement entre les deux éminences , forme le milieu ou la rainure de la poulie : la surface de la cavité est très-polie ; celle des éminences du côté de la cavité, est très-polie aussi , & cela pour faciliter le mouvement de flexion & d'extension de la seconde phalange sur la première.

Ce mouvement est le seul qui soit compatible avec l'idée de charnière ; c'est aussi le seul qu'exécute la première phalange sur la seconde ; les éminences , par leur côté le plus éloigné de la cavité , sont applaties à-peu-près comme les condyles du

Partie III. P

fémur, & couvertes de petites inégalités pour l'attache de la capsule & des ligamens ; au milieu du côté inégal de chaque éminence se trouve une petite cavité : la surface de cette petite cavité est inégale ; aux deux extrémités de la rainure en forme de poulie, se trouve une très petite cavité.

La substance des premières phalanges est cellulaire aux extrémités & compacte dans le milieu ; la substance cellulaire de chaque extrémité est recouverte d'une couche de substance compacte ; mais cette couche est très-poreuse, & laisse, ainsi que celle qui recouvre les extrémités des os du métacarpe & les os du carpe, suinter dans certaines maladies, telles que la goutte, les scrophules, les rhumatismes goutteux & les maladies vénériennes, un suc osseux qui s'épaissit, & forme des nœuds dans lesquels on trouve, quand on les coupe, une matière blanchâtre semblable à de la craie.

L'usage de chaque première phalange est le même que celui des doigts dont elles forment la principale partie ; (nous exposerons en abrégé l'usage des doigts, après avoir fini l'histoire des phalanges) elles sont l'appui des deux autres phalanges ; elles ont la propriété de se remuer en tous sens sur les têtes des os du métacarpe. Si leur mouvement eſt borné , c'eſt qu'elles manquent d'organes qui leur faſſent exécuter tous les mouvemens dont elles ſont ſuſceptibles ; elles permettent aux ſecondes phalanges un mouvement en double ſens oppoſé , de flexion & d'extenſion.

Elles donnent inſertion aux expanſions tendineuſes des muſcles lombricaux & vermiculaires. La première phalange de l'index ne donne point inſertion par le côté radial de ſa baſe à aucun entr'oſſeux, mais elle donne inſertion au muſcle méſothenar & au demi-entr'oſſeux de l'index. La première phalange du petit doigt ne donne point inſertion par le côté cubital de ſa baſe à aucun muſcle entr'oſſeux , mais elle donne inſertion au muſcle hypothenar. Les têtes & les baſes des premières phalanges donnent auſſi attache aux capſules articulaires qui enveloppent leurs articulations , & aux fibres tendineuſes qui fortifient ces capſules ; les gaînes des tendons s'attachent aux deux côtés de chaque première phalange.

Pour mettre les premières phalanges dans leur ſituation , il faut placer en arrière leur plus groſſe extrémité , & en bas leur face convexe; la plus groſſe éminence latérale de la baſe doit être placée du côté radial.

CHAPITRE LXIV.

Des secondes Phalanges des Doigts.

ELLES font fituées, ainfi qu'il a été dit ci-deffus, entre les premières & les troifièmes phalanges; elles ont, ainfi que les premières, deux extrémités, deux faces & deux côtés; des extrémités, l'une eft antérieure, l'autre poftérieure; des côtés, l'un eft radial ou externe, l'autre eft cubital ou interne; des deux faces, l'une eft fupérieure & applatie, l'autre eft inférieure & convexe; celle-ci eft plus polie que la face fupérieure; elle porte une petite éminence placée fur la convexité de l'extrémité poftérieure. L'extrémité poftérieure de chaque feconde phalange eft non-feulement plus groffe que l'antérieure, ce qui feroit fuffifant pour la reconnoître; mais elle préfente encore les différences fuivantes. Elle fe termine par une face articulaire, fur laquelle font creufées deux petites cavités fuperficielles qui reçoivent les deux éminences latérales que nous avons obfervées à l'extrémité antérieure de chaque première phalange. Ces deux cavités font féparées par une petite émi-

nence très-superficielle, & cette éminence
eſt reçue dans la rainure ſuperficielle de
la poulie que nous avons remarquée à l'extrémité antérieure de la première phalange.

Les extrémités antérieures des ſecondes
phalanges repréſentent en petit les extrémités antérieures des premières. L'on y
remarque latéralement deux éminences ſé-
parées l'une de l'autre par une rainure à
peine ſenſible ; les deux éminences s'articulent avec deux petites cavités creuſées ſur la baſe de la troiſième phalange,
& la petite rainure reçoit une très-petite
éminence pratiquée ſur la baſe de la troiſième phalange. De cette ſtructure il réſulte que l'articulation de la troiſième phalange avec la ſeconde , eſt une articulation par charnière , ainſi que celle de la
ſeconde & de la première phalange.

L'uſage des ſecondes phalanges eſt de
former la partie moyenne de chaque doigt,
de donner inſertion aux capſules articulaires qui environnent leur articulation
avec les baſes des troiſièmes phalanges &
avec les têtes des premières , de donner
attache aux gaînes des tendons , de donner
inſertion aux tendons du fléchiſſeur ſublime
des doigts & de l'extenſeur commun , de
donner attache à des gaînes membraneuſes
qui ſont comme des ſupplémens des gaînes

ligamenteuses ; elles sont les seuls os dans le corps humain qui soient articulés chacun par un double ginglime.

Elles donnent attache aux capsules articulaires, par leur tête & par leur base ; aux gaînes des tendons, par leurs côtés ; aux tendons de l'extenseur commun des doigts, par la petite éminence que nous avons observée sur leur convexité attenant la base ; aux tendons du fléchisseur sublime, par leur face inférieure ou supérieure.

Leur substance est la même que celle des premières phalanges. Pour les mettre en situation, il faut que leur base soit dirigée en arrière, & que leur face convexe soit placée inférieurement.

CHAPITRE LXV.

Des dernières ou troisièmes Phalanges des Doigts.

LES troisièmes phalanges sont situées aux extrémités antérieures des secondes, & sont articulées avec elles par une charnière dont nous venons de voir la moitié de la structure dans l'exposition anatomique des extrémités antérieures des secondes phalanges : leur furface, dans la plus grande partie de fon étendue, eft inégale.

Nous y diftinguerons, ainfi que dans les autres phalanges, deux extrémités, deux faces & deux côtés ; des extrémités, l'une eft antérieure, l'autre poftérieure, & eft appelée la bafe de la troifième phalange.

L'extrémité antérieure fe termine par un bord demi-circulaire dont la furface eft très-inégale ; des deux faces, l'une eft fupérieure ou palmaire, l'autre eft inférieure ou dorfale ; la première eft inégale, la feconde l'eft beaucoup moins. L'on y remarque poftérieurement, & fur fon milieu attenant la bafe, une petite éminence à laquelle s'attachent des fibres tendineufes des deux entr'offeux, d'un lombrical, & de l'extenfeur commun des doigts. L'on trouve auffi dans la face fupérieure ou palmaire attenant la bafe, une petite éminence à laquelle s'attache le tendon du mufcle profond. Les deux côtés de la troifième phalange font inégaux, & un peu aigus, ainfi que l'extrémité antérieure : ils s'étendent depuis l'extrémité antérieure jufqu'à la bafe.

L'extrémité poftérieure ou la bafe des troifièmes phalanges, eft plus groffe que l'antérieure ; elle fe termine poftérieurement par une face articulaire, fur laquelle font creufées deux petites cavités articulaires, féparées l'une de l'autre par une petite éminence articulaire : les cavités & l'éminence font recouvertes dans le frais d'une petite couche de fubftance cartilagineufe. Il en eft de même de toutes les éminences & cavités que nous avons remarquées aux extrémités des fecondes & des troifièmes phalanges, toutes font enduites d'une couche de fubftance cartilagineufe.

Les deux cavités de la bafe de la troifième phalange font très-fuperficielles, & l'éminence eft fi peu faillante, qu'il faut y regarder de fort près pour l'appercevoir. Les deux cavités reçoivent les deux éminences articulaires de l'extrémité antérieure de la feconde phalange, & la petite éminence de la troifième phalange eft reçue dans la petite cavité en forme de poulie qui fépare les deux éminences de l'extrémité antérieure de la feconde phalange. De chaque côté de la bafe l'on apperçoit, dans bien des fujets, une éminence dont la furface eft très - inégale ; l'une eft au côté radial de la bafe, l'autre au côté cubital : il m'a femblé que dans le plus grand nombre de fujets, l'éminence radiale étoit plus groffe que la cubitale. L'extrémité antérieure eft inégale , &

taillée en demi-cercle ; elle se termine postérieurement par deux petites éminences.

L'usage des troisièmes phalanges est de former l'extrémité de chaque doigt, de servir de base & d'appui aux ongles & à l'organe du toucher, de donner insertion à la capsule articulaire qui les unit aux têtes des secondes phalanges, & à de petits ligamens latéraux qui affermissent cette union ; de donner attache à plusieurs fibres tendineuses des lombricaux, des entr'osseux & de l'extenseur commun des doigts ; de donner insertion aux tendons du muscle profond. Elles donnent attache à la capsule de leur articulation, par le contour de leur base ; aux ligamens latéraux, par leur côté cubital & par leur côté radial ; elles soutiennent les ongles sur leur surface dorsale ou inférieure ; elles servent d'appui à l'organe du toucher, par leur surface palmaire ; elles donnent attache à plusieurs fibres tendineuses des entr'osseux, des lombricaux & de l'extenseur commun des doigts, par la petite éminence que nous avons observée sur leur face dorsale attenant la base ; elles donnent insertion aux tendons du muscle profond, par une empreinte musculaire que nous avons remarquée sur leur surface supérieure ou palmaire.

P v

La substance des troisièmes phalanges est la même que celle des deux autres. Pour les mettre en leur situation naturelle, il faut qu'elles regardent en devant par leur bord inégal & demi-circulaire, & il faut de plus que celle des deux faces qui est la plus inégale regarde en dessus. Il faut aussi que la plus grosse des éminences inégales qui unissent chaque côté de la phalange avec la base, soit en dehors, mais il arrive souvent que ces deux éminences sont d'égale grosseur.

CHAPITRE LXVI.

Ligamens des Phalanges des Doigts.

LES premières phalanges des doigts sont maintenues dans leurs articulations avec les têtes des os du métacarpe par des ligamens latéraux ; il y en a un pour chaque côté de la première phalange de chacune ; celui qui est placé sur le côté radial de chaque phalange peut être appelé ligament latéral externe ; celui qui est placé sur le côté cubital peut se nommer ligament latéral interne.

Le ligament latéral externe est attaché à la face radiale de la tête d'un des os du

métacarpe, & aux éminences placées sur
cette face ; il recouvre la capsule articulaire, la fortifie, & s'insère au côté
radial de la base de la première phalange.

Le ligament latéral interne est attaché
postérieurement au bord cubital de la tête
de chaque os du métacarpe ; elle fortifie
la capsule articulaire, & se termine au bord
cubital de la base de la première phalange de chaque doigt. Ces ligamens sont
fortifiés par des prolongemens du ligament
transversal ; ils le sont aussi par des expan-
sions aponévrotiques des tendons des fléchisseurs.

La capsule de l'articulation de la première phalange est attachée d'une part à
tout le contour de la tête de chaque os du
métacarpe, & d'autre part au contour de
la base de la première phalange.

Cette capsule est fortifiée, 1°. par les
fibres des ligamens latéraux, 2°. par des
fibres aponévrotiques qui naissent des tendons des extenseurs des doigts, des entr'osseux & des lombricaux.

Les articulations de chaque seconde
phalange avec la troisième sont environnées
d'une capsule articulaire, attachée à tout
le contour de la tête de la première phalange
de chaque doigt, & au contour de la base
de la troisième : cette capsule est fortifiée

à son côté radial & à son côté cubital, par deux ligamens latéraux, dont l'un est appelé ligament latéral interne, & l'autre ligament latéral externe. Le ligament latéral interne est attaché au bord cubital de la tête de la première phalange de chaque doigt; il passe à côté de la capsule, se colle avec elle, la fortifie, & se termine au côté cubital de la base de la troisième phalange. Le ligament latéral externe est attaché postérieurement au côté radial de la tête de la première phalange, & se termine au bord radial de la base de la troisième phalange.

La capsule articulaire est encore fortifiée par une expansion aponévrotique des tendons des extenseurs, des lombricaux & des entr'osseux.

CHAPITRE LXVII.

Du Pouce en particulier.

SUR le côté radial de la main, & beaucoup plus postérieurement que les doigts que nous venons de décrire, se présente une cinquième rangée d'os, à-peu-près semblables à ceux que nous venons d'exposer : c'est le pouce. Nous verrons par la description, en quoi le pouce s'accorde avec les autres doigts, & en quoi il en diffère ; il est formé, ainsi que chacun des autres doigts, de trois phalanges placées les unes au bout des autres dans une même ligne.

Le pouce n'est point articulé, comme les autres doigts, avec le métacarpe, mais avec la facette radiale, en forme de poulie, de l'os trapèze, c'est-à-dire, avec le premier os de la seconde rangée du carpe. La seconde & la troisième phalanges du pouce ne diffèrent des seconde & troisième phalanges des doigts, que par leur volume. On y remarque cependant encore quelques différences dans la structure de leurs bases : ces différences paroîtront dans le détail que je ferai de leur structure ; mais la première phalange semble tenir de la structure des os du métacarpe, & de celle des premières phalanges des autres doigts ; elle est de beaucoup plus longue, plus forte & plus grosse que chacune des premières phalanges des autres doigts. Entrons d'abord dans le détail de sa structure.

Comme le pouce est non - seulement plus reculé vers le bras que les autres doigts, mais encore qu'il est dans une position, sinon tout-à-fait opposée à celle des doigts, du moins dans laquelle il est en état de partager avec eux les travaux

& l'ouvrage qu'ils exécutent, nous donnerons à ses côtés une dénomination différente de celle que nous avons donnée aux autres doigts : celle des faces & des extrémités sera la même.

Ainsi nous distinguerons dans la première phalange du pouce, deux extrémités, deux faces & deux côtés; des extrémités, l'une est antérieure, l'autre est postérieure ; des deux faces, l'une est palmaire, l'autre est dorsale ; des deux côtés, l'un est supérieur & l'autre inférieur. La face dorsale est un peu convexe, polie & égale. La face palmaire est un peu concave : l'une & l'autre s'étend sur toute la longueur de l'os. Les deux côtés sont un peu inégaux, & un peu moins aigus que les côtés des phalanges des doigts.

L'extrémité postérieure que l'on appelle aussi la base de la première phalange du pouce, est un peu convexe dans son milieu, & est environnée d'un bord circulaire qui fait un peu saillie au dessus de la face articulaire qui est très-lisse & très-polie : c'est par cette face articulaire que le pouce est articulé avec l'os trapèze : du reste la circonférence de l'extrémité postérieure de la première phalange du pouce est toute couverte de petites inégalités pour l'insertion des ligamens.

L'extrémité antérieure est arrondie en

forme de tête; elle eſt preſque auſſi groſſe que l'extrémité poſtérieure, & recouverte d'une ſurface liſſe & polie, par laquelle elle eſt articulée avec la baſe de la ſeconde phalange.

Un peu au deſſous de la tête, du côté du dedans de la main, l'on obſerve deux éminences, dont l'une eſt ſupérieure ou externe, l'autre inférieure ou interne; la première eſt la plus groſſe; leur ſurface eſt liſſe & polie : ſur ces éminences ſe remuent deux petits os appelés os ſéſamoïdes; il y a un petit enfoncement entre ces deux éminences. Au deſſous de ſa tête, mais vers le dos de la main, l'on remarque encore deux éminences; l'une répond à un des côtés de la première phalange; l'autre, à l'autre côté : ces deux éminences ont une ſurface inégale; elles ſont beaucoup plus petites que celles que nous venons de décrire : toute la circonférence de la tête préſente de petites inégalités pour l'attache de la capſule & des fibres tendineuſes & charnues des muſcles. Les côtés de la première phalange ne préſentent rien qui n'ait été expoſé dès le comment de ce chapitre.

Pour mettre la première phalange du pouce dans ſa ſituation, il faut placer la tête en devant, la face concave vers le dedans de la main, & en dedans la plus groſſe éminence de la tête.

La première phalange du pouce est articulée avec quatre os dans l'âge parfait, & avec deux dans l'enfance : ces os sont le trapèze, la seconde phalange, & deux os séfamoïdes ; elle est articulée avec l'os trapèze, par son extrémité postérieure ; avec la seconde phalange, par son extrémité antérieure ; avec les os séfamoïdes, par les deux éminences-polies de son extrémité antérieure.

La substance de la première phalange du pouce est la même que la substance des premières phalanges des autres doigts.

La première phalange du pouce en forme la partie la plus considérable ; elle donne insertion aux ligamens qui affermissent ses articulations avec la seconde phalange, & avec le premier os de la seconde rangée du carpe. Elle donne attache à plusieurs muscles, tels que l'extenseur de la première phalange, le muscle mésothenar ou l'adducteur vers le petit doigt, l'adducteur du pouce vers l'index, & le fléchisseur de la seconde phalange. Elle donne insertion au court extenseur du pouce, par sa face dorsale ou convexe ; au muscle mésothenar ou l'adducteur du pouce vers le petit doigt, à l'adducteur du pouce vers l'index, & au muscle fléchisseur de la seconde phalange, par sa face palmaire.

La seconde phalange du pouce ressemble beaucoup par ses extrémités aux premières phalanges des autres doigts, mais
elle est & plus grosse & plus courte. Ses
extrémités, ses faces & ses côtés portent
les mêmes noms que celles de la première
phalange, c'est-à-dire, qu'une des extrémités est antérieure, l'autre postérieure ;
qu'une des faces est dorsale, que l'autre
est palmaire ; qu'un des côtés est interne,
& que l'autre est externe.

L'extrémité postérieure se termine par
une cavité articulaire arrondie, & environnée d'un bord circulaire inégal ; de
chaque côté de cette extrémité ou base,
l'on apperçoit une éminence ; la cavité
est articulée avec la tête de la première
phalange, & forme avec elle une énarthrose, c'est-à-dire, une articulation susceptible de toute espèce de mouvemens.
L'extrémité antérieure de la seconde phalange ne diffère presque pas dans sa structure, de celle des extrémités antérieures
des premières phalanges des doigts. L'on y
remarque deux éminences séparées l'une de
l'autre par une cavité en forme de poulie,
de façon que les éminences font les bords
de la poulie ; les deux éminences sont
reçues dans deux cavités pratiquées dans
la base de la troisième phalange, & la
cavité reçoit une éminence qui s'élève

du milieu de la bafe de la troifième phalange : de cette ftructure il fuit que la feconde & troifième phalanges du pouce
font articulées de la même manière que
les premières phalanges des autres doigts
font articulées avec les fecondes phalanges, c'eft-à-dire, par une charnière régulière.

La fubftance de la feconde phalange du
pouce eft la même que celle des phalanges
des autres doigts.

Pour la mettre en fituation, il faut placer en arrière la face concave de la bafe ;
il faut placer vers le dos de la main la face
convexe de la phalange ; il faut auffi que
la plus groffe éminence de la bafe regarde
l'index.

L'ufage de la feconde phalange eft de
former la partie moyenne du pouce, de
donner infertion aux capfules de fes articulations avec la tête de la première phalange & avec la bafe de la troifième ; de
donner infertion aux tendons de deux mufcles dont l'un eft fon extenfeur, l'autre eft
fon fléchiffeur ; de donner attache à une
capfule qui enveloppe le tendon du long
fléchiffeur du pouce : elle donne infertion
à ces capfules articulaires, par fes deux
extrémités ; au tendon de l'extenfeur de la
feconde phalange, par la partie convexe
de fa bafe ; au fléchiffeur de la feconde

phalange, par sa base du côté du dedans de la main; à la gaîne du fléchisseur de la troisième phalange, par les deux côtés de sa face interne, c'est-à-dire, celle qui regarde le dedans de la main.

La troisième phalange du pouce ne diffère presque des troisièmes phalanges des autres doigts, qu'en ce qu'elle est un peu plus grande; les faces, les extrémités & les côtés sont semblables; plus on l'examine, plus on lui trouve de ressemblance; elle a en effet à sa base une grande facette articulaire sur laquelle sont creusées deux cavités superficielles, séparées l'une de l'autre par une éminence; les cavités reçoivent les deux petites éminences articulaires de la tête de la seconde phalange, & l'éminence est reçue dans la petite cavité ou rainure en forme de poulie creusée sur l'extrémité antérieure de la seconde phalange : ces deux petites cavités, cette petite éminence ne diffèrent point de celles que nous avons observées aux bases des troisièmes phalanges des autres doigts; ainsi la troisième & la seconde phalange du pouce sont articulées ensemble par charnière, ainsi que le sont les troisièmes phalanges de tous les doigts avec les secondes. Les deux éminences inégales, voisines de la base, que nous avons dit être à peine sensibles dans les troisièmes phalanges des autres doigts, sont bien marquées à la troisième

phalange du pouce. La troisième phalange du pouce est un peu concave à sa
face dorsale, au lieu que la face dorsale
des troisièmes phalanges des autres doigts
est, ou droite, ou un peu convexe.

Pour placer la troisième phalange du
pouce dans sa situation, il faut placer
sa base en arrière, & sa face concave &
inégale vers le dos de la main.

L'usage de la troisième phalange du
pouce est le même que celui des troisièmes
phalanges des autres doigts ; elle fait l'extrémité du pouce ; elle donne attache à la
capsule articulaire qui l'unit avec la tête
de la seconde phalange, & à deux petits
ligamens latéraux qui affermissent son
union, elle donne insertion aux tendons
de deux muscles, dont l'un est le long
extenseur du pouce, l'autre est le long
fléchisseur ; elle donne insertion au tendon
du long extenseur, par le bord dorsal de
sa base, & au long fléchisseur, par le bord
palmaire de sa base.

Il suit de ce que nous avons dit de la
structure des secondes & des troisièmes
phalanges des doigts, & de la troisième
phalange du pouce, qu'elles ne sont susceptibles que d'un mouvement en double
sens opposé de flexion & d'extension.

Par ce que nous avons avancé sur la
structure du pouce, & des différentes
pièces osseuses dont il est composé, il

paroît que le pouce nous tient en quelque
forte lieu d'une feconde main : il fait
prefqu'autant lui feul que les autres doigts
enfemble : il feconde admirablement la
main & les autres doigts dans la plupart
de leurs actions : pendant que d'un
côté tous les doigts, d'un commun accord, s'approchent de l'intérieur de la
main ou du pouce, le pouce de fon côté
va au devant des doigts : il fait la moitié du chemin qui le fépare des doigts,
il diminue, tant & fi peu qu'il nous plaît,
l'intervalle par lequel il en eft féparé ; il
prend, il ferre, il faifit tout ce qui eft
compris dans cet efpace, & par une
force fupérieure le retient fi nous le dé-
firons, ou l'éloigne de nous s'il nous
déplaît.

C'eft pour des ufages auffi effentiels,
que la nature lui a donné une aptitude
admirable à s'éloigner & à s'approcher
des doigts, à s'élever ou à s'abaiffer. Les
doigts, par une fuite de la ftructure que
nous venons d'expofer, s'éloignent ou s'approchent du pouce autant & fi peu qu'il
nous plaît ; il n'y en a aucun qui ne tende
naturellement vers le pouce, tous s'em-
preffent avec une docilité admirable à fe-
conder fes efforts.

Par l'accord mutuel de ces deux puiffances, l'étendue de la main eft augmentée

ou diminuée autant & auſſi long-temps qu'il nous plaît ; leur obéiſſance à nos ordres prévient nos deſirs.

CHAPITRE LXVIII.

Ligamens des trois Phalanges du Pouce.

L'ARTICULATION de la première phalange du pouce eſt d'abord environnée d'une capſule articulaire qui s'attache poſtérieurement au contour de la grande facette radiale de l'os trapèze, & antérieurement au contour de la baſe de la première phalange du pouce : cette capſule eſt fortifiée par des ligamens courts, attachés d'une part à l'os trapèze attenant l'attache de la capſule, & d'autre part au contour de la baſe de la première phalange du pouce.

L'articulation de la ſeconde phalange avec la première eſt d'abord environnée d'une capſule articulaire, attachée poſtérieurement au contour de la tête de la première phalange ; elle s'attache antérieurement au contour de la ſeconde phalange : cette capſule eſt fortifiée de deux ligamens latéraux, attachés aux éminences latérales de la tête de la première phalange, & qui ſe terminent aux deux côtés de la baſe de la ſeconde phalange.

L'on obſerve encore deux petits ligamens attachés à ces mêmes éminences, & aux deux os ſéſamoïdes qui roulent ſur les éminences ſupérieures ou palmaires de la première phalange du pouce.

La capſule articulaire eſt encore fortifiée ſur le dos de chaque doigt par une expanſion aponévrotique des tendons extenſeurs de la ſeconde & de la troiſième phalange du pouce.

L'articulation de la ſeconde phalange du pouce avec la troiſième eſt fortifiée par deux ligamens latéraux, attachés d'une part à l'un & à l'autre bord de la tête de la première phalange, & aux deux côtés de la baſe de la troiſième ; elle eſt environnée d'une capſule articulaire, attachée poſtérieurement au contour de la tête de la ſeconde phalange, & au contour de la baſe de la troiſième : cette capſule eſt fortifiée par les deux ligamens latéraux, & par une expanſion aponévrotique des tendons des extenſeurs.

Afin d'éviter les répétitions, je n'ai point fait mention des lames cartilagineuſes qui recouvrent les facettes de chaque os du carpe, de chaque phalange & de chaque os du métacarpe ; il ſuffit de ſavoir en général que toutes les facettes articulaires des os du corps humain sont recouvertes d'une couche cartilagineuse très-mince, & très-intimement adhérente à la substance osseuse. Je me suis suffisamment expliqué sur cet article dans la première partie de cet ouvrage ; il en est de même des glandes synoviales : de tels détails auroient occupé un grand espace dans cet ouvrage, & j'aurois été obligé de répéter cent & cent fois ce que j'ai dit dans les Prolégomènes.

CHAPITRE LXIX.

Des Glandes de l'Extrémité Supérieure.

DE ce que nous avons dit sur la structure des os de l'extrémité supérieure, il suit qu'elle est composée de cinq parties ou leviers différens, qui conspirent tous ensemble à donner de l'étendue, de la souplesse & de la dextérité aux mouvemens de la main. La première de ces parties est l'omoplate & la clavicule ; la seconde est l'os du bras ; la troisième est formée par les os de l'avant-bras & du carpe ; le métacarpe fait la quatrième ; les doigts la la dernière.

Sj

Si nous nous rappellons ce que nous avons avancé sur la clavicule, sur son articulation au sternum, sur la structure de l'omoplate; sur son articulation avec la clavicule & avec la tête de l'humérus, pendant qu'elle n'a nulle connexion avec aucun autre os, si ce n'est par les mêmes muscles qui sont les organes de ses mouvemens; à la cavité glénoïdale qui reçoit la tête de l'humérus, & qui lui permet toute sorte de mouvemens; à la structure de l'extrémité supérieure des os de l'avant-bras, & de l'extrémité inférieure de l'os du bras qui permet à l'avant-bras un mouvement en double sens opposé de flexion & d'extension à l'exclusion de tout autre; aux mouvemens propres du radius autour du cubitus, considéré comme centre immobile de ces mouvemens; à l'articulation libre de toute la main sur la cavité glénoïdale de l'extrémité inférieure du radius; aux différens mouvemens des doigts & du pouce appuyés sur les os du métacarpe & & sur le carpe comme sur des bases solides; nous conclurons que l'industrie humaine ne produira jamais d'instrument si propre à faire tant & de si différens mouvemens, ni à les exécuter d'une manière si variée & si précise dans ses variétés; nous regarderons notre main comme un assemblage de plusieurs grappins ou cro-

Partie III.   Q

chets qui tiennent à une base commune ;
c'est une poignée de chaînons que nous
jettons d'autant plus aisément sur les corps
que nous voulons saisir, qu'elle est sus-
pendue à deux longs leviers, placés bout-
à-bout, & qui s'alongent & se replient
suivant nos desirs : les corps qui nous environnent se trouvent d'autant plus vîte &
plus sûrement saisis, que chacun de ces
crochets a une mobilité extrême qui lui est
propre. Pour que cette facilité que nous
avons à saisir tout ce que nous voulons fût
sans borne, la nature a ajouté à tous les mouvemens que nous venons de décrire, ceux
de pronation & de supination. A la faveur
de ces mouvemens, de quelque côté qu'on
nous porte un coup, nous le pouvons
parer ; dans quelque attitude que nous
soyons placés, nous pouvons agir de nos
mains, nous défendre, prendre, saisir,
empoigner, serrer ou lâcher ce que nous
tenons.

Les glandes de l'articulation des os de
l'avant-bras, sont placées sur le contour
des couches cartilagineuses dont les faces
articulaires de l'humérus, du radius & du
cubitus sont recouvertes, entre ce contour & entre l'attache & la capsule articulaire ; il y en a aussi autour du col du
radius. Parmi ces glandes on en doit distinguer deux principales, l'une est anté-

rieure & l'autre poſtérieure. La glande articulaire poſtérieure eſt ſituée dans la partie
la plus reculée de la grande cavité poſtérieure de l'extrémité inférieure de l'humérus ; elle eſt recouverte en partie d'une
ſubſtance adipeuſe , & eſt adhérente à la
capſule : elle reçoit ſes artères d'une branche récurrente de l'artère radiale.

La glande articulaire antérieure eſt placée
dans la petite cavité à laquelle ſe termine
antérieurement la poulie cartilagineuſe de
l'extrémité inférieure de l'humérus ; elle
eſt beaucoup plus petite que la glande
articulaire poſtérieure ; elle eſt auſſi enveloppée d'une ſubſtance adipeuſe & mucilagineuſe.

Les glandes mucilagineuſes de l'articulation du radius avec l'humérus , ſont en
partie les mêmes que celles dont j'ai parlé
ci-deſſus. La même liqueur qui lubréfie
l'articulation du cubitus avec l'humérus ,
lubréfie auſſi celle du radius avec l'humérus. Cependant il y a , ainſi que je l'ai dit ,
des grains glanduleux placés attenant le
col du radius , & ces glandes fourniſſent
une partie de la ſynovie de l'articulation
de l'avant-bras avec l'humérus.

L'on trouve conſtamment une glande
mucilagineuſe , ſituée dans une petite cavité creuſée dans la tubéroſité du radius ;
cette glande eſt en partie environnée d'une

petite capfule membraneufe qui naît du tendon du biceps , & s'attache au contour de
la tubérofité : cette glande ne fert point à
l'articulation de l'avant-bras , mais elle empêche que le tendon du biceps ne foit bleffé
& irrité par les frottemens qu'il éprouve
dans la pronation & dans la fupination du
radius.

La liqueur articulaire dans l'articulation
de l'extrémité inférieure du radius & du
cubitus , eft fournie par plufieurs grains
glanduleux dont l'extrémité inférieure du
cubitus eft prefque environnée : ces petites
glandes font placées entre le bord de la
couche cartilagineufe , dont l'extrémité
inférieure du cubitus eft recouverte , &
entre l'attache de la capfule articulaire :
ces petites glandes reçoivent leurs artères
de l'artère entr'offeufe.

Les glandes de l'articulation du radius
avec le carpe , font placées fur le contour
de la couche cartilagineufe dont la cavité glénoïdale du radius eft recouverte à
l'endroit de l'attache de la capfule ; les
autres , fur le bord interne de l'attache de
cette capfule aux os de la première rangée
du carpe : ce font des grains glanduleux
très-petits. Il n'eft pas facile de les démon-
trer fur bien des fujets : dans d'autres , au
contraire, ils paroiffent très-fenfiblement ,
mais toujours beaucoup moins que ceux

dont j'ai dit que la tête du cubitus étoit environnée. Il paroîtroit par ce que je viens de dire, que la substance mucilagineuse dont la tête du cubitus est presque environnée, seroit la principale source de la liqueur mucilagineuse de l'articulation du radius avec la main, comme la glande péronière est la principale source de la liqueur mucilagineuse de l'articulation de la jambe avec le pied. La liqueur fournie par les grains glanduleux de l'extrémité inférieure du cubitus, se répand d'abord dans l'articulation du radius avec le cubitus ; de cette articulation elle entre dans la grande, c'est-à-dire, dans celle du radius avec la main.

L'articulation de la seconde rangée des os du carpe avec la première, est environnée d'une capsule attachée d'une part aux os de la première, & d'autre part à ceux de la seconde. Sous les attaches de cette capsule, l'on trouve des grains glanduleux qui fournissent la liqueur mucilagineuse, dont les surfaces des os de la première & de la seconde rangée sont lubréfiées. Cette liqueur se répand sur les facettes latérales qui unissent les os de la première rangée & ceux de la seconde. Il en est de même de la liqueur de l'articulation du radius avec la main : cette liqueur n'humecte pas seulement la surface de la cavité du radius

& la surface convexe des os de la première
rangée, elle s'infinue encore entre les facettes latérales de ces petits os, & peut
pénétrer fur celles des os de la première
rangée avec la feconde, & même fur
celles de la feconde avec les bafes des os
du métacarpe.

Par-là on conçoit que quand même il
n'y auroit pas d'organe glanduleux propre
à l'articulation de chaque os du carpe &
du métacarpe, la furface de ces os feroit
néanmoins toujours humectée, parce que
les fources glanduleufes qui répandent la
liqueur dans la grande articulation de
l'avant-bras avec la main, travaillent prefque autant pour la plus petite des facettes
des différens os du carpe, que pour la
grande face articulaire de l'extrémité du
radius.

Cette efpèce de fufion & de fuintement
qui fe fait de la liqueur de la grande articulation du carpe dans les petites articulations latérales des pièces offeufes dont le
carpe & le métacarpe font compofés,
nous fait comprendre comment le pus,
la fanie qui fort d'un os carié, fait des ra-
vages fur les parties de la main, & quelquefois en même temps pourquoi dans les
fcrophules & autres maladies, il eft fi difficile, quand un os eft carié, d'empêcher
la carie d'attaquer un ou plufieurs des os

sains ; & pourquoi, dans le temps que l'on croit que la carie d'un de ces os est détruite , elle reparoît tantôt auprès de la précédente, & tantôt dans un os qui en est très-éloigné.

D'un autre côté, elle nous fait comprendre que les injections poussées dans quelque partie du poignet, peuvent pénétrer, quand on s'y prend comme il faut, dans les parties les plus éloignées de l'endroit où elles sont faites , & répandre leurs vertus sur toute l'étendue des surfaces des os du poignet.

Enfin, elle nous autorise à prononcer que les contre-ouvertures sont le moyen le plus efficace pour remédier aux tristes effets du séjour du pus , de la sanie & de quelque liqueur âcre que ce soit , dans toute l'étendue du carpe, mais il faut les faire avec choix ; il ne faut pas se borner à couper la peau & les graisses, il faut parvenir avec le tranchant de l'instrument jusqu'à quelqu'une des articulations: il faut l'ouvrir , autrement la contre-ouverture ne répondra aucunement à l'attente du médecin & du chirurgien.

La moëlle dans les os de l'avant-bras est en masse; elle est contenue dans les cellules des extrémités de ces os , & dans les alvéoles qui résultent des croissemens multipliés du tissu réticulaire.

Dans les os du carpe, le suc médullaire est renfermé dans des cellules extrêmement petites ; dans ceux du métacarpe, la moëlle est rassemblée en masse dans la longueur de la cavité intérieure qui s'étend le long de leur corps ; aux extrémités, c'est-à-dire, aux têtes & aux bases, elle est contenue dans les cavités du tissu cellulaire, & dans les réseaux du tissu réticulaire qui occupe ces parties.

Dans les premières phalanges, une masse médullaire remplit la partie moyenne de chaque phalange ; les cellules osseuses de la tête & de la base de chaque phalange, sont remplies de différens prolongemens de la masse médullaire qui remplit la grande cavité moyenne : il en est de même des secondes phalanges. Les troisièmes phalanges étant toutes cellulaires dans leur milieu, ne contiennent point de moëlle réunie en masse, mais leurs cellules sont toutes remplies d'un suc médullaire.

Les surfaces polies des couches cartilagineuses qui revêtent les faces articulaires des bases des os du métacarpe, celles des couches cartilagineuses qui recouvrent les têtes de ces os & les bases des premières phalanges, celles des couches cartilagineuses qui recouvrent les têtes des premières phalanges & les bases des secondes, celles des têtes des secondes & des bases des troisièmes,

font humectées d'une liqueur articulaire
fournie par de petits corps mucilagineux,
placés dans la cavité des articulations à
l'endroit où la capsule s'attache au contour
de l'articulation. Ces petits corps que l'on
regarde comme glanduleux, ne font pas
toujours flexibles, fort fouvent ils ne font
presque pas faillie en deſſus de la furface
oſſeuſe ; on les apperçoit plus fenfiblement au milieu du contour de chaque phalange, que dans aucun endroit ; on en
apperçoit auſſi un aſſez fenfible à chaque
première phalange, & à côté de la tête
de chaque feconde phalange : quelquefois
il n'eſt pas poſſible de les appercevoir.

CHAPITRE LXX.

Uſages & méchanique des Os de l'Extrémité ſupérieure.

NOUS avons dit que l'extrémité ſupérieure eſt un aſſemblage de leviers dont
les mouvemens font très-variés, & s'exécutent avec une force, une agilité & une
précifion admirables ; que deux os forment la partie ſupérieure de cette machine,
& que ces deux os font l'omoplate & la
clavicule ; qu'un feul os, connu fous le

Q v

nom d'humérus, forme le bras ; que l'avant-bras est formé de deux , dont l'un est appelé le cubitus , l'autre le radius : nous avons vu que la dernière partie de l'extrémité supérieure , c'est-à-dire , la main , est celle dont la structure est la plus compliquée , étant composée de vingt-sept os , qui tous concourent à rendre cet organe susceptible des différens mouvemens que nous lui faisons exécuter, & des différentes formes & attitudes que nous lui faisons prendre.

Les deux os de l'épaule , c'est-à-dire , l'omoplate & la clavicule , sont, par rapport aux autres os de l'extrémité supérieure , ce que les os innominés (*a*) sont par rapport à l'extrémité inférieure , avec cette différence , que l'os innominé n'a aucun mouvement sur la partie inférieure du tronc. L'omoplate , au contraire , décrit très-souvent , suivant notre gré & suivant nos besoins , plusieurs mouvemens sur la partie supérieure & latérale de la poitrine , pour rendre plus étendus & plus variés ceux des autres os de l'extrémité supérieure.

Mais dans la plupart des mouvemens

(*a*) *L'on entend par os innominé, l'os pubis, l'os ischium & l'os des îles.*

de l'extrémité supérieure, l'omoplate & la clavicule ne se remuent presque point; elles sont donc alors aux os de l'extrémité supérieure, ce que l'os innominé est à ceux de l'extrémité inférieure, c'est-à-dire, que l'omoplate affermie par la clavicule, est la base & le centre de tous les mouvemens de l'extrémité supérieure, considérée comme remuée dans sa totalité; (car je suis bien éloigné de penser que l'omoplate soit le centre des mouvemens particuliers ou des os de l'avant-bras, ou de ceux de la main). En effet, c'est sur la cavité glénoïdale de l'omoplate, comme un centre immobile, que l'humérus, avec toutes les autres parties de l'extrémité supérieure, sont élevées, abaissées, approchées du corps & éloignées : c'est sur ce même centre que se font tous les mouvemens intermédiaires entre ces quatre grands mouvemens directs.

C'est sur l'omoplate, considérée comme un centre immobile, & comme une base fixe, que l'humérus, l'avant-bras & la main font des mouvemens de demi-rotation en dehors, & de demi-rotation en dedans : car, dans ce double mouvement, la tête de l'humérus tourne sur la cavité glénoïdale, comme un levier arrondi par une de ses extrémités, & appuyé sur un plan quelconque, tourne à notre gré sur la surface de ce plan.

C'est enfin sur l'omoplate, considérée comme un centre immobile, que l'humérus, l'avant-bras & la main se remuent circulairement, pendant que la tête de l'humérus ne décrit aucun mouvement local dans la cavité glénoïdale de l'omoplate. L'omoplate peut donc, dans la plupart des mouvemens de l'extrémité supérieure, être comparée aux os innominés par l'extrémité inférieure.

Mais nous avons dit, & il s'agit de le prouver, qu'il y avoit à certains égards une différence énorme entre les fonctions de l'omoplate, & entre celles de l'os innominé ; car celui-ci ne se remue jamais : l'omoplate, au contraire, se remue souvent, & le mouvement de l'omoplate suppose nécessairement celui de toute l'extrémité supérieure ; elle ne se remue point sans remuer le bras, l'avant bras, le poignet & la main ; mais le bras, l'avant-bras & la main, peuvent, ainsi que je viens de l'expliquer amplement, se remuer, quoique l'omoplate reste dans un repos parfait.

Je dis donc avec tous les Anatomistes, que l'omoplate décrit un mouvement de haut en bas en frottant par sa face intérieure sur la convexité des côtes ; que le bras descend avec elle, qu'elle s'élève, qu'elle est tirée en devant, & qu'elle est tirée en arrière. Tels sont les quatre mouvemens directs avoués de tous les Anatomistes : l'on peut bien en imaginer une infinité d'intermédiaires entre ces quatre, sans qu'il soit besoin de nous arrêter à en tracer une idée. Il est aisé de concevoir que dans les quatre mouvemens que je viens d'indiquer, l'omoplate, loin d'être le centre des mouvemens que l'extrémité supérieure fait avec elle, est elle-même remuée ; il peut même arriver, & cela arrive toujours quand nous le voulons, que l'omoplate à son tour se remue sur la tête de l'humérus, considérée comme une base fixe, sur laquelle l'omoplate monte en glissant, descend en glissant ; il arrive même, qu'elle tourne à son tour sur la tête de l'humérus, considérée comme un centre immobile, comme, par exemple, quand, ayant les deux mains à terre, elles deviennent l'unique appui de notre corps, pendant que nous avons les pieds en l'air, & que nous tournons notre corps circulairement sur nos mains.

L'omoplate ne borne pas ses mouvemens à ceux que je viens de décrire : cette base de toute notre extrémité supérieure, tourne sur elle-même à la façon des roues : ces mouvemens ne sont pas bien étendus, mais ils font réels; nous les pouvons appeler les mouvemens de demi-rotation ou de quart de rotation de l'omoplate.

En effet, l'omoplate, fans fortir de fa place naturelle, ou du moins fans que fon centre remue, eft tournée en haut, & enfuite elle tourne en bas par un mouvement oppofé. Dans le premier de ces deux mouvemens, la cavité glénoïdale qui regarde directement en devant, quand l'omoplate eft dans fa fituation naturelle, monte un peu jufqu'à ce qu'elle regarde obliquement en haut; en même temps l'angle poftérieur & fupérieur, eft un peu abaiffé jufqu'à ce qu'il foit dirigé obliquement en arrière & en bas, & l'angle inférieur marche vers la partie antérieure de la poitrine. Par conféquent les trois angles de l'omoplate, confidérés comme trois rayons conduits du centre de l'omoplate, décrivent un arc de cercle, pendant que le centre de l'omoplate refte immobile. C'eft au premier de ces deux mouvemens, c'eft-à-dire, à la rotation de l'omoplate en haut, que nous devons la faculté que nous avons de porter le bras & la main beaucoup au-deffus de notre tête.

Le premier des os du bras, je veux dire l'humérus, eft arrivé au dernier terme de fon élévation, quand fon axe eft en ligne droite avec celui de la cavité glénoïdale;

car alors il ne peut plus, faute d'organes, être élevé au-delà. Alors si nous étendons tous les ressorts osseux de notre extrémité supérieure, il est certain qu'elle ne sera plus qu'une pièce continue avec l'angle antérieure de l'omoplate, c'est-à-dire, avec la cavité glénoïdale. Or, je viens de dire que cet angle décrit, quand nous le desirons, un mouvement local de bas en haut. Je viens d'avancer que ce mouvement étoit celui d'un rayon partant du centre immobile de l'omoplate ; ainsi, quelque petit qu'on suppose l'arc que décrit l'angle antérieur de l'omoplate dans la rotation en haut, il sera très-grand à l'extrémité de l'humérus ; beaucoup plus encore à l'extrémité du radius, & encore bien plus grand à l'extrémité des doigts.

Le second mouvement, c'est-à-dire, celui de rotation en bas, se conçoit en suivant les principes que j'ai établis en parlant de la rotation en haut. Dans ce second mouvement, l'angle antérieur & supérieur, c'est-à-dire, la cavité glénoïdale, descend en décrivant un petit arc de cercle semblable à celui qu'elle décrit dans la rotation en haut ; mais elle le décrit dans un sens opposé. L'angle inférieur en décrit un de devant en arrière, & l'angle postérieur & supérieur décrit un arc de cercle de bas en haut, & cet arc est exactement semblable à celui que ce même angle a décrit dans la rotation de bas en haut, avec cette seule différence, que le mouvement se fait dans un sens opposé.

J'ai dit que dans ces différens mouvemens, l'omoplate frotte sur la surface des côtes; cette proposition ne doit pas être prise à la lettre : je ne me suis servi de ces expressions, que pour rendre plus intelligible une matière difficile par elle-même à être entendue. En effet, la surface intérieure de l'omoplate ne touche point les côtes ; deux couches musculeuses très-considérables, des glandes, & beaucoup de tissu cellulaire, sont placés entre l'omoplate & entre les côtes. Pour que ces parties molles fussent à l'abri de toute compression de la part de l'omoplate, remuée dans toutes les directions dont elle est susceptible, la nature a soutenu tout le devant de l'omoplate d'un arc-boutant, qui est appuyé sur la partie supérieure du sternum; c'est la clavicule : cet arc-boutant tient toujours tout le devant, même la partie moyenne de l'omoplate, écarté des côtes, de sorte que l'omoplate fait presque tous ses mouvements comme si elle étoit en l'air : sa base est la seule partie qui frotte la surface de la poitrine.

L'omoplate est donc appuyée sur les extrémités de deux lignes obliques, dont l'une s'étend depuis l'acromium jusqu'au sternum, l'autre depuis l'acromium jusqu'à la base de l'omoplate ; mais il est aisé de concevoir qu'elle est beaucoup plus appuyée sur l'antérieure des deux lignes que sur la postérieure ; la ligne postérieure, ou plutôt les lignes postérieures (car on en peut autant assigner qu'il y a de différens points dans la base de l'omoplate), n'ont point d'attaches fixes aux os qui puissent empêcher l'omoplate de s'avancer ; l'antérieure, au contraire, est immobile ou presqu'immobile.

La nature, en donnant à l'omoplate un appui tel que la clavicule, a suffisamment affermi l'omoplate dans sa position sur la poitrine, sans que l'omoplate gênât le mouvement des côtes & des muscles qui sont placés dans la distance qui la sépare des côtes ; mais il faut convenir que cette structure rend les mouvemens de l'omoplate très-bornés : elle ne peut être beaucoup tirée en devant, la clavicule s'y oppose : elle ne peut être beaucoup tirée en arrière, la clavicule s'y oppose également. La clavicule met également des bornes à l'élévation de l'omoplate : car la clavicule ne peut être que très-peu élevée, le muscle souclavier la retient attachée à la première côte ; elle ne peut être beaucoup abaissée, parce qu'elle est appuyée sur la première côte.

Cependant, l'extrémité scapulaire de la clavicule étant presqu'en l'air, ou n'ayant d'autre union qu'avec l'omoplate, favorise beaucoup la mobilité de l'omoplate : de sorte que la clavicule participe sourdement aux mouvemens de l'omoplate. Les mouvemens de la clavicule sont très-bornés, elle les reçoit presque tous de l'omoplate ; ceux de l'omoplate sont peu étendus.

L'articulation de l'omoplate avec la clavicule, quelque serrée qu'elle paroisse, lui permet de se prêter aux différentes directions suivant lesquelles elle est levée par les muscles qui servent à ses mouvemens. C'est sans doute par cette raison que la nature a voulu que les surfaces par lesquelles l'acromium touche la clavicule, fussent très-peu étendues.

Mais, dira-t-on, comment concevoir que l'omoplate n'étant assujettie au tronc que par un seul os tel que la clavicule, nous puissions faire & soutenir des efforts aussi violens que ceux que nous faisons avec l'épaule, aussi forts que ceux que nous soutenons avec cette partie ? La clavicule n'est pas la seule puissance que la nature emploie pour soutenir de tels efforts. Les principaux efforts que nous faisons ou que nous soutenons, sont ceux qui tendent à repousser l'omoplate vers l'épine : or, dans cet effort, la clavicule résiste avec beau-

coup d'avantage , parce qu'elle s'appuie
fur la première côte; d'ailleurs , le grand
dentelé qui eft attaché à toute la bafe de
l'omoplate , réfifte avec une fupériorité
admirable à toute puiffance qui tendroit
à repouffer outre mefure l'omoplate vers
l'épine. Les efforts qui tendent à approcher
l'omoplate du fternum , font foutenus non-
feulement par la clavicule qui fait alors
la fonction d'un puiffant arc-boutant , mais
encore par les mufcles rhomboïdes qui attachent l'omoplate aux épines des vertèbres, & par le trapèze. Il en eft de même
des efforts qui , de haut en bas , tendent
à abaiffer l'omoplate , & de ceux qui
tendent à l'élever au-delà des bornes que
la nature a fixées à ces fortes de mouvemens : les puiffances qui les opèrent, contre-
balancent réciproquement leurs forces.

Le mouvement du cubitus fur l'extrémité inférieure de l'humérus , fe fait autour d'une ligne qui pafferoit tranfverfa-
lement d'un condyle interne de l'humérus
au condyle externe de cet os ; il fe fait
en deux fens oppofés, ainfi que s'exécutent
les mouvemens de tous nos inftrumens ,
dont deux pièces font jointes par une charnière mobile & régulière. Ce mouvement,
ainfi que je l'expliquerai plus amplement
dans le Traité des mufcles , exclut tout
mouvement latéral ; il fuffit , pour s'en

convaincre, d'examiner le cubitus dans sa situation naturelle, après avoir enlevé les tendons & les muscles qui le recouvrent, & avoir séparé le radius de ses attaches, de façon que le cubitus reste seul ; car alors l'on verra en remuant le cubitus dans toutes les directions dont il est susceptible, qu'il n'exécute que les seuls mouvemens de flexion & d'extension. Par ce que je viens d'avancer, il est assez clairement prouvé que l'humérus est le centre & le point fixe des mouvemens du cubitus. Le cubitus reçoit une partie des efforts de la main ; il est d'autant plus en état de les soutenir, qu'il est fortement & solidement appuyé sur l'extrémité inférieure de l'humérus.

L'articulation du rayon avec l'humérus, est une véritable énarthrose ; c'est une petite cavité qui se remue sur l'éminence arrondie de l'extrémité inférieure de l'humérus, de la manière que l'omoplate se remue dans certaines circonstances sur l'extrémité supérieure de l'humérus.

Une telle articulation n'exclut point les mouvemens de demi - rotation dans un double sens opposé : aussi voyons-nous le radius tourner sur l'éminence arrondie de l'extrémité inférieure du radius & sur son propre axe, de façon cependant que l'extrémité inférieure du radius, décrit un mouvement demi-circulaire, dans un double sens opposé, autour de l'extrémité inférieure du cubitus. Dans ce mouvement admirable, la petite tête du cubitus est le centre autour duquel le mouvement de la base du radius s'exécute, & l'éminence arrondie de l'humérus est le centre immobile sur lequel la petite tête du radius tourne à droite & à gauche : c'est ce qu'on appelle pronation & supination.

Pour que ce mouvement s'exécutât avec plus de régularité & avec plus d'aisance, la nature a creusé la face latérale externe de l'extrémité supérieure du cubitus ; elle y a pratiqué une petite cavité sygmoïde qui forme, avec le bord latéral interne de la tête du radius, un ginglime latéral : le bord interne de la tête du radius tourne d'autant plus librement sur cette petite cavité, qu'elle est tapissée d'une lame cartilagineuse, & que le bord lui-même de la tête du radius est recouvert d'une lame exactement semblable.

La nature a facilité avec le même artifice le mouvement de l'extrémité inférieure du radius autour de la tête du cubitus. Ce mouvement s'exécute par un ginglime latéral, ainsi que celui que nous venons d'examiner, avec cette seule différence, que la cavité sygmoïde de ce mouvement est creusée sur le côté interne du radius ;

& que c'est le bord externe de l'extrémité inférieure du cubitus qui forme l'éminence sur laquelle la cavité sygmoïde tourne en un double sens opposé. Il est presqu'inutile que je dise ici que la cavité sygmoïde de l'extrémité inférieure du radius est tapissée d'une lame cartilagineuse, & que la tête du cubitus est recouverte, du côté du radius, d'une semblable lame ; car j'ai déja dit plusieurs fois que les surfaces des os sont recouvertes d'une couche cartilagineuse dans toutes les articulations avec mouvement.

La main, considérée avec les doigts, est un organe susceptible de toutes sortes de mouvemens ; toutes les pièces dont elle est composée, concourent plus ou moins à son extrême mobilité ; elle est étendue ; elle est fléchie ; elle est tirée en dedans ; elle est tirée en dehors ; elle décrit un petit mouvement en rond sur l'extrémité inférieure du radius ; elle se dilate & se resserre ; elle s'alonge & se raccourcit.

Le dos de la main, placé dans sa situation naturelle, est incliné en dehors sur l'extrémité inférieure de l'avant-bras, & fait avec l'avant-bras un angle très-ouvert : de plus, le bord inférieur de la main fait un angle à peu près semblable avec le bord interne de l'avant-bras.

Le premier angle , c'eſt-à-dire , celui que fait le dos de la main avec le dos ou la partie externe de l'avant-bras , eſt produit premièrement , parce que la première rangée forme avec la ſeconde une eſpèce d'enfoncement tranſverſal. En ſecond lieu , parce que les facettes articulaires brachiales des deux premiers os de la première rangée , c'eſt-à-dire , de l'os naviculaire & de l'os lunaire , ſont plus tournées vers la convexité du carpe que vers la concavité de la main : il n'eſt donc pas difficile de rendre raiſon pourquoi le dos de la main , dans ſon attitude naturelle , eſt un peu incliné vers le dos ou la partie externe de l'avant-bras.

Le ſecond angle , c'eſt-à-dire , celui que forme le bord interne de la main avec le bord interne du cubitus , eſt produit , parce que le bord de la main qui répond au cubitus , eſt beaucoup plus court que le bord externe. L'on voit par ce que je viens de dire , comme les figures du ſquelette qui repréſentent la main dans une ligne droite avec l'avant-bras , ſont défectueuſes : dans cette ſituation oblique & naturelle de la main , les doigts étant étendus & un peu écartés , on verra que l'extrémiré de l'index eſt dans une ligne droite avec l'intervalle qui ſépare les os de l'avant-bras ; & ſi dans cette attitude on fait alternativement

les mouvemens de pronation & de supination, on verra (*a*) qu'alors l'extrémité de
l'index devient comme le centre commun
de ces mouvemens.

Tous les os du carpe, & les bases de
ceux du métacarpe, dans les différens efforts que nous faisons ou que nous soutenons avec la main, font de petites glis-
sades les uns sur les autres, à la faveur
des facettes polies dont ils sont recou-
verts, & nous donnent la faculté de
mouler la figure de notre main sur la figure
des corps que nous saisissons ou que nous
poussons devant nous.

Les premières phalanges des doigts,
par leurs articulations énarthrodiales, rendent nos doigts susceptibles de toutes sortes
de mouvemens, & leur donnent la faculté
de se fléchir, de se tendre, de s'écarter
& de s'approcher les uns des autres; de
tourner sur les têtes des os du métacarpe,
par un demi-tour à droite & à gauche,
de décrire de petits mouvemens en fronde:
si les doigts n'exécutent pas ces derniers
mouvemens d'une façon bien étendue,
c'est qu'ils manquent d'organes musculaires
propres à les produire; le pouce lui-même,
dont l'articulation avec l'os trapèze paroît

______

(*a*) M. Winslow, §. 829, *Traité des os secs.*

n'admettre

n'admettre qu'un mouvement de flexion & d'extension, décrit des mouvemens d'adduction & d'abduction, & même de petits mouvemens en fronde, parce qu'il a des organes musculaires propres à le remuer dans presque toutes les directions possibles.

Les secondes phalanges se remuent sur les premières, & les troisièmes sur les secondes, par un mouvement de flexion & d'extension, par leurs articulations ginglimoïdes : par ce double mouvement, les doigts sont suffisamment raccourcis & allongés pour saisir avec force & avec précision les corps dont nous avons besoin.

L'arrangement de tous les os de la main est très-propre non-seulement à lui donner différentes sortes d'attitudes, mais même ils la rendent susceptible de différens degrés de dilatation & de rétrécissement : nous pouvons élargir & applatir la main par l'extension générale de tous les doigts, & par le renversement particulier du pouce, c'est ce qu'on appelle étendre & ouvrir la main : nous la pouvons raccourcir en fléchissant tous les doigts ensemble, soit pour fermer la main, soit pour saisir quelque corps que ce soit. Mais cette double action n'est exécutée en plein, qu'autant que le pouce y contribue ; il fait presqu'autant lui seul que

tous les doigts enfemble, & eft en quelque
forte une feconde main, dont les mouvemens fecondent avec une force & une
promptitude fuprenante ceux des doigts
& de la main. C'eft pour cette raifon
que le pouce eft dans une fituation différente des os de la main; car le pouce,
dans fon attitude naturelle, eft tellement
fitué, que fa face convexe répond à la
face convexe du rayon, & fa face concave eft tournée du côté des doigts. Sa
première phalange fait avec le rayon un
angle dont le fommet eft tourné vers le
bord ou côté interne de la main; & il fait
avec la bafe de fa feconde phalange un
angle dont le fommet regarde le côté externe de la main.

Les quatre grands mouvemens de la
totalité de la main fe font fur la cavité
glénoïdale de l'extrémité inférieure du radius, confidérée comme centre de ces
mouvemens. Ces mouvemens font, ainfi
que je l'ai dit, des mouvemens par lefquels la main eft inclinée dans quatre directions différentes; l'un eft appelé mouvement de flexion; le mouvement oppofé
à celui-ci eft nommé mouvement d'extenfion : à la rigueur ce mouvement n'eft
qu'une inflexion de la main vers la face
externe de l'avant-bras; le troifième eft
celui d'adduction; le quatrième eft celui

d'abduction. Dans le premier, la main
est fléchie vers la face interne & antérieure de l'avant-bras ; dans le second,
la main est fléchie vers la face externe
& postérieure de l'avant-bras , c'est ce
qu'on est convenu d'appeller l'extension
de la main ; dans le troisième , la main
est fléchie vers le côté interne de l'avant-
bras, c'est qu'on appelle adduction ; dans
le quatrième , elle est fléchie vers le côté
externe ou bord radial de l'avant-bras ,
c'est ce qu'on appelle abduction.

L'on peut encore imaginer plusieurs
mouvemens intermédiaires entre ces quatre ; mais ces mouvemens sont très-bornés , & il faut que nous gênions en quelque sorte nos muscles pour les leur faire
exécuter ; cette difficulté vient de différens plans ligamenteux dont l'articulation de la main avec l'avant-bras est en
quelque sorte bridée. Quoique ces petits
mouvemens intermédiaires entre les quatre mouvemens directs se fassent d'une façon gênée , ils ne laissent pas de s'exécuter.

Le mouvement circulaire de la main
sur la convexité du carpe, & sur la face
glénoïdale de l'extrémité du rayon, considérée comme centre de ce mouvement ,
est une preuve convaincante que la main ,
outre les quatre mouvemens directs , en

produit plusieurs autres qui participent
plus ou moins de ces quatre ; car le mouvement circulaire ou en fronde de l'extrémité antérieure de la main sur son extrémité
postérieure qui reste presqu'immobile sur
son centre, n'est que le passage successif
de la main, du mouvement de flexion,
à celui d'adduction ; de celui d'adduction,
à celui d'extension ; de celui d'extension,
au mouvement d'abduction ; & de ce dernier, au mouvement de flexion. Or, comment des puissances qui font passer ainsi successivement la main d'un mouvement à l'autre ne produiroient-elles pas des mouvemens intermédiaires entre les quatre
mouvemens directs ? La main peut-elle,
dans le mouvement circulaire, passer de
l'état de flexion à celui d'adduction sans
décrire les mouvemens intermédiaires entre la flexion & l'adduction, & ainsi des
autres ? Il faut donc convenir que, puisque la main est susceptible d'un mouvement circulaire ou en fronde, elle est
susceptible d'une infinité de mouvemens
intermédiaires entre les quatre mouvemens
directs, quoique nous éprouvions une
certaine gêne en les suivant.

J'ai dit ci-dessus que la main se dilate,
& qu'elle se retrécit à notre gré & suivant nos besoins ; le retrécissement de la
main dépend principalement du mouve-

ment du pouce, & du mouvement du dernier os du métacarpe ; le pouce tiré par ses muscles s'avance vers le côté cubital de la main, & forme une espèce de rigole ou de concavité oblongue ; mais en même temps le dernier os du métacarpe va au-devant du pouce ; il est facile de concevoir, en remuant ce dernier os, que les attaches qui l'affermissent dans son union au dernier os de la seconde rangée du carpe, & à la base de l'avant-dernier os du métacarpe, résistent moins que celles qui lient les autres os du métacarpe : il en est à-peu-près de même de l'avant-dernier os du métacarpe ; il a plus de mobilité que les deux premiers, & en a un peu moins que le dernier.

Les deux derniers os du métacarpe, attirés vers le bord radial de la main & le pouce, approchent vers le côté cubital de la main, forment cet enfoncement que l'on appelle ordinairement la coupe de Diogène.

J'ai dit ci-dessus, & je le répète ici, que les quatre grands mouvemens directs de la main, son mouvement circulaire & tous les mouvemens intermédiaires entre les quatre droits, s'exécutent sur la cavité glénoïdale du radius ; elle est la base & le centre de ces différens mouvemens ; le cubitus n'étant point articulé avec les os du carpe, ne contribue en rien à tous ces mouvemens. Le rayon est donc comme le manche de la main (*a*) ; & c'est principalement par son moyen, dit M. Winslow, que l'on fait avec la main des mouvemens réciproques comme sur un pivot, en tournant l'un ou l'autre bord de la main vers le corps ; mais le pivot de ce mouvement est l'extrémité supérieure du radius, ou plutôt la petite tête arrondie de l'extrémité inférieure de l'humérus ; car la main par elle-même ne tourne presque point dans la pronation sur l'extrémité du radius ; elle est emportée par un mouvement commun avec l'extrémité inférieure du radius qui se croise avec l'extrémité inférieure du cubitus. Le mouvement de supination est celui par lequel le bord cubital de la main est tourné vers le corps : cette attache paroît la plus naturelle : je ne parle pas d'une supination forcée. Il semble en effet que la situation la plus naturelle des os de l'avant-bras est celle dans laquelle ces os sont parallèles : or, ils ne le sont jamais plus que dans l'état de supination.

Le cubitus soutient & fortifie le radius, celui-ci lui est fortement attaché ; mais quelque fortes que soient ces attaches,

____

(*a*) M. Winslow, §. 824. *Traité des os secs.*

elles ne font point des obſtacles à ſa mobilité : la nature a écarté tous ces obſtacles
par le double ginglime latéral qu'elle a
pratiqué dans les unions de ces deux os :
quand nous pouſſons ou preſſons quelque
choſe avec la main , c'eſt le rayon qui
ſoutient tout l'effort ; ſa baſe large eſt un
appui ſolide au poignet , & ſa tête eſt
fortement appuyée ſur la petite tête arrondie de l'extrémité inférieure de l'humérus.

L'obliquité de la poulie de l'os du coude
dirige l'avant-bras dans ſa flexion vers la
poitrine , & nullement vers l'omoplate :
quand en fléchiſſant l'avant-bras nous le
portons vers l'omoplate , l'humérus , ſans
que nous nous en appercevions , tourne
toujours un peu ſur la cavité glénoïdale
de l'omoplate , & nous atrribuons ſans
fondement un tel mouvement à l'avant-
bras qui eſt toujours fléchi vers la poitrine.

Après avoir expoſé la ſtructure des os
de l'extrémité ſupérieure , nous allons paſſer, dans le Volume ſuivant , à l'examen de
ceux des extrémités inférieures.

Fin de la troiſième Partie.

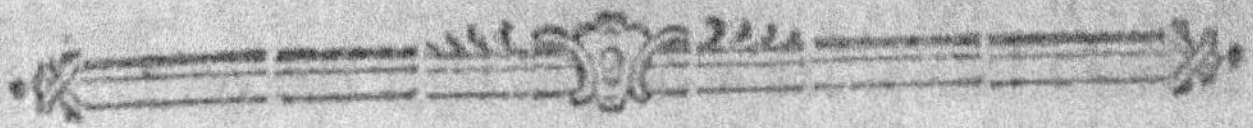

EXPLICATION

de la Figure du Tome III.

CETTE Figure repréſente le Squelette
vu de côté.

a   L'Os Pariétal.

b   L'Os Occipital.

c   La Suture Sagittale.

d   La Suture Coronale.

e   La portion écailleuſe de l'Os Temporal.

f   L'Os Frontal.

g   La Suture Lambdoïde.

h   La partie antérieure de la Mâchoire
inférieure.

i   Les Os propres du nez, cachés dans
l'ombre.

œ   L'Os Maxillaire ſupérieur.

k   La Face intérieure de la Mâchoire inférieure.

l   La première vertèbre du col.

m   La dernière vertèbre du col.

1. 2. 3. 4. 5. 6. 7. 8. 9. 10. 11. 12. Les
vraies & les fauſſes côtes.

n n n n n Les vertèbres du dos.

o o Le Sternum caché dans l'ombre, &
vu par le côté.

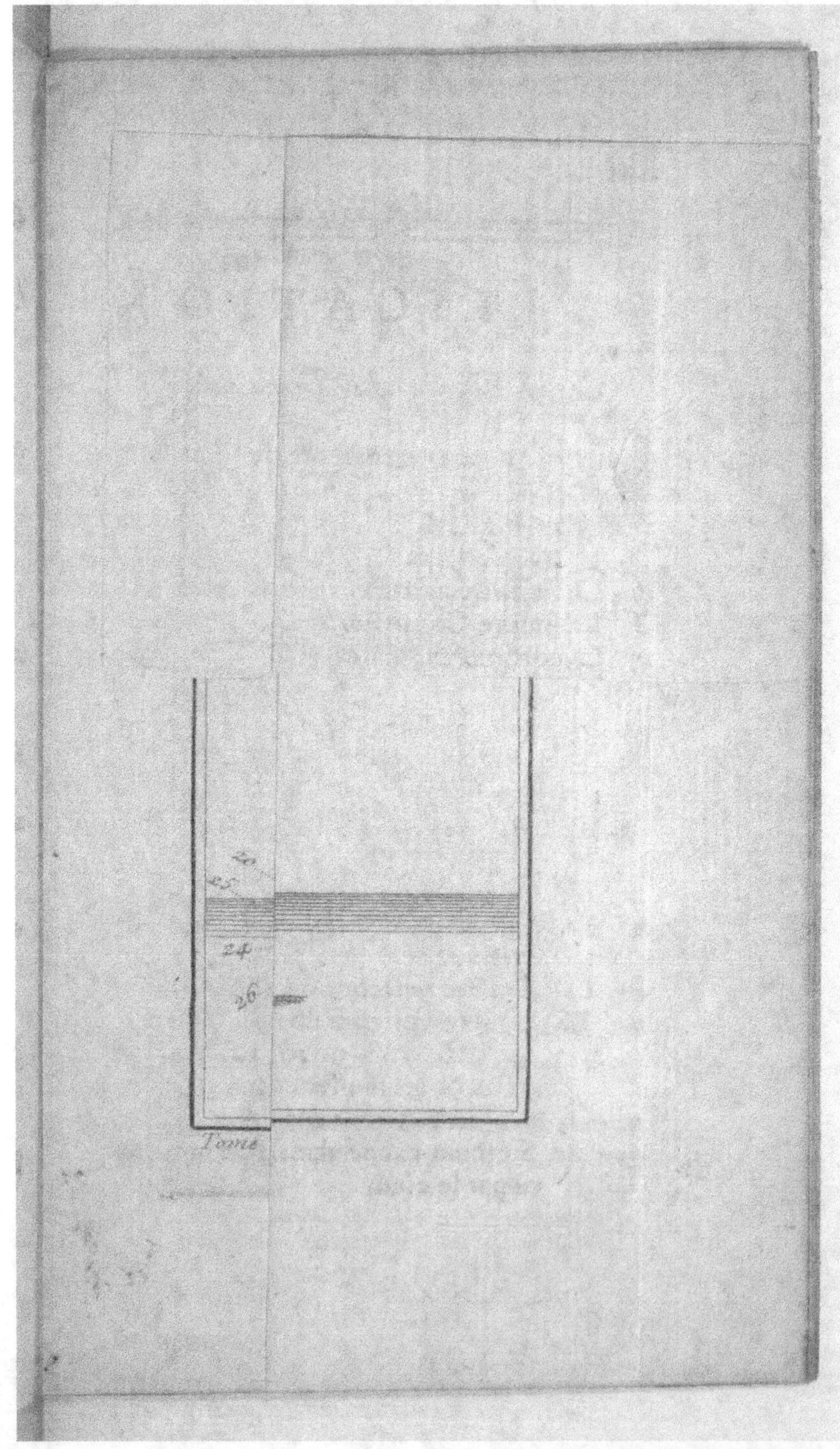

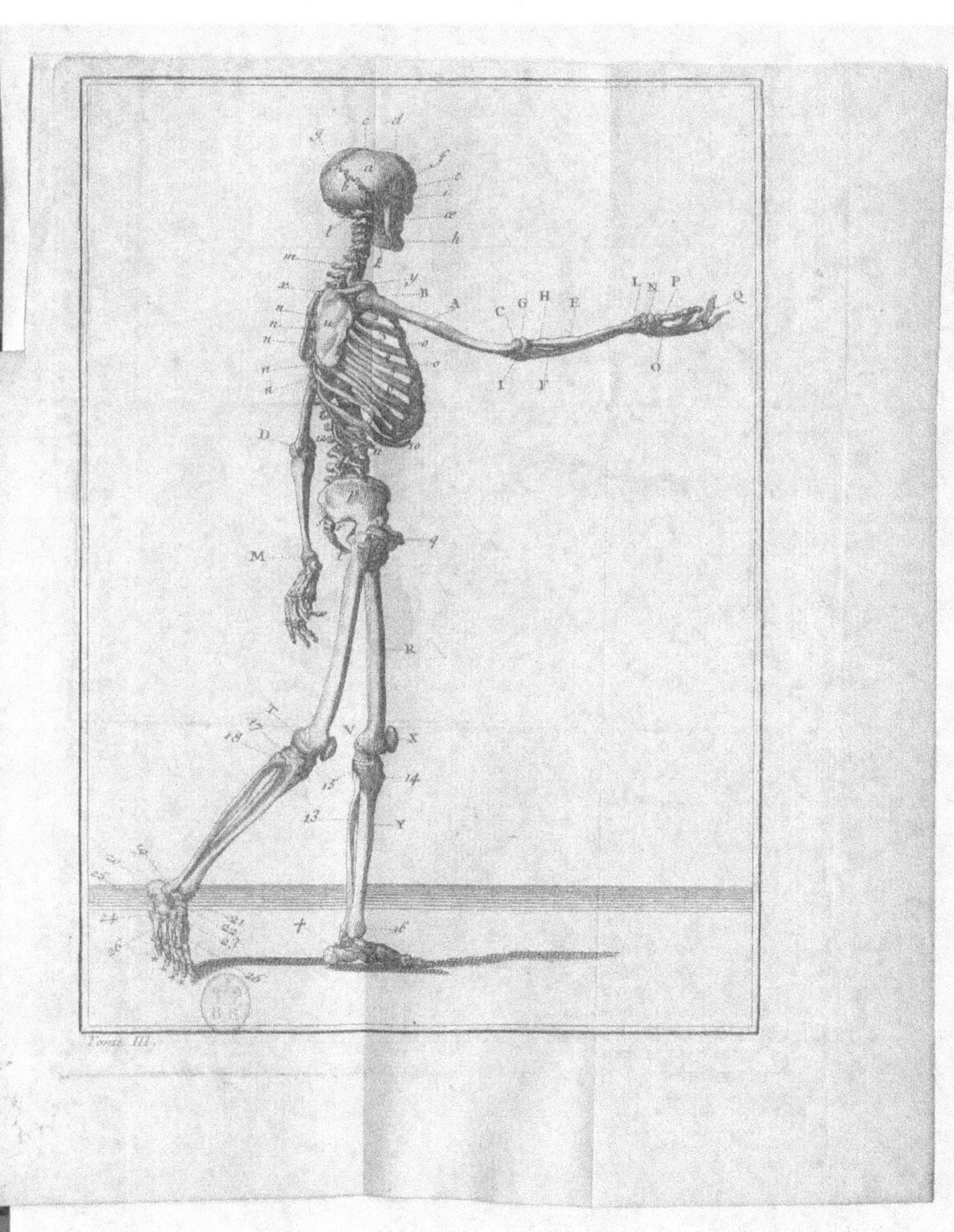

Tome III.

p   L'Os des Iles.
q   L'Os Pubis.
r   L'Os Ischium.
ſ   La partie inférieure de l'Os Sacrum.
t   Le Coccyx.
u   L'Omoplate.
x   L'Epine de l'Omoplate.
y   L'Acromium.
A   L'Humérus.
B   La Tête de l'Humérus.
C   Le Condyle externe de l'Humérus.
D   Le condyle interne de l'Humérus du côté gauche.
E   Le Radius.
F   Le Cubitus.
G   La Tête du Radius.
H   La Tubérosité du Radius.
I   L'Olécrâne.
L   L'extrémité inférieure du Radius.
M   L'extrémité inférieure du Cubitus.
N   Le Carpe.
O   Le Métacarpe.
P   Le pouce.
Q   Les doigts.
R   Le Fémur.
S   Le grand Trochanter.
T   Le Condyle externe du Fémur.
V   Le Condyle interne du Fémur gauche.
X   La Rotule.
Y   Le Tybia.
13   Le Péroné.

14 La Tubérosité du Tybia.
15 Le Condyle interne.
16 La Malléole interne.
17 Le Condyle externe du Tibia.
18 L'Extrémité supérieure du Péroné.
19 La Malléole externe ou l'extrémité inférieure du Péroné.
20 L'Os Calcanéum.
21 L'Astragal.
22 L'Os Naviculaire.
23 Le grand Os Cunéiforme & le petit Os Cunéiforme.
24 L'Os Cunéiforme moyen.
25 L'Os Cuboïde.
26. 26. Les cinq Os du Métatarse.
***** Les cinq Doigts du pied.
† La Sinuosité du Calcanéum.